VOLKER KLEIN
FETTREDUKTION

Volker Klein

Fettreduktion

Durch Aktivierung körpereigener
Stoffwechselfunktionen Fett abbauen
– ohne Hunger!

information und medien
verlag · stuttgart

4

Die Deutsche Bibliothek – CIP-Einheitsaufnahme

Klein, Volker:
Fettreduktion : durch Aktivierung körpereigener Stoff-
wechselfunktionen Fett abbauen – ohne Hunger! / Volker
Klein. – Stuttgart : Information-und-Medien-Verl., 1996
  ISBN 3-930554-30-5

Umschlaggestaltung: CYCLUS, Stuttgart

Satz und Druck: Laub GmbH & Co, Elztal-Dallau

Printed in Germany

KAPITEL 1 *Kampf dem Übergewicht*

5

KAPITEL 2 *Gewichtsreduktion und Fettabbau*

KAPITEL 3 *Die Grundlagen der Ernährung*

KAPITEL 4 *Die Individualität des Stoffwechsels*

KAPITEL 5 *Einführung in den menschlichen Stoffwechsel*

KAPITEL 6 *Konsequenzen für die Trainingsmethodik*

KAPITEL 7 *Sport und Fettreduktion*

KAPITEL 8 *Das Fett-weg-Training*

KAPITEL 9 *Die Studie „Diät 2000" – Der Beweis*

KAPITEL 10 *Die Atmung*

KAPITEL 11 *Tips und Tricks*

8

▶ Über dieses Buch

Dieses Buch möchte Lese- und Arbeitsbuch gleichzeitig sein. Es richtet sich sowohl an direkt vom Übergewicht betroffene Leser als auch an Menschen, die in ihrer täglichen Arbeit oder im Privatleben mit dem Problem Übergewicht konfrontiert sind, also (Sport-) Lehrer, Trainer, Ernährungsberater, aber auch Freunde und Verwandte. Zum Einlesen, Nachlesen oder auch, um einen schnellen, praxisorientierten Überblick zu bekommen, reicht es oft aus, sich die am Ende der Kapitel stehenden „Checklisten" anzusehen. Die einzelnen Kapitel bauen aufeinander auf, das heißt, daß Sie in den ersten Kapiteln etwas über die Grundlagen erfahren, in den folgenden Kapiteln werden diese Grundlagen dann immer weiter vertieft. Sie können bereits aus der Lektüre der ersten Seiten wichtige Tips für Ihren persönlichen Kampf gegen das Übergewicht entnehmen. Scheuen Sie bitte nicht davor zurück, dieses Grundwissen zu vertiefen. Wissen ist Macht. Je mehr Sie wissen, je besser Sie die komplexen Vorgänge rund um das Übergewicht verstehen, desto schneller stellt sich der Erfolg ein. Lassen Sie sich gefangennehmen von der vielschichtigen Strategie, fühlen Sie sich als Kämpfer in einer gerechten Schlacht – für einen gesunden, schlanken, durchtrainierten Körper!

▶ Einleitung

Übergewicht ist ein ernstzunehmendes gesellschaftliches Problem geworden. Es hat vielschichtige medizinische, wirtschaftliche und soziale Konsequenzen. Sollten auch Sie zu dem betroffenen Personenkreis gehören, wissen Sie, wovon ich spreche. Der Arzt rät zum Abnehmen, beschreibt die drohenden Folgen. Der Herzinfarkt steht förmlich vor der Tür. Wenn Sie neue Kleidung kaufen möchten, müssen Sie teure Übergrößen wählen. Sie haben Diätprodukte für teures Geld erstanden, aber die Erfolge hielten sich in Grenzen oder waren nur von kurzer Dauer. Und den Job, den Sie haben wollten, hat trotz Ihrer hervorragenden Referenzen doch der sportlich durchtrainierte Mitbewerber oder die schlanke, attraktivere Mitbewerberin bekommen.

Durch seine Vielschichtigkeit scheint Übergewicht für viele der Betroffenen ein schlichtweg unlösbares Problem zu sein. Viele Menschen möchten aus persönlichen, gesundheitlichen und eventuell ästhetischen Gründen „Abnehmen". Leider ist die Anzahl der Versuche, trotz aller Mühen und Entbehrungen, fast ebenso hoch wie die Zahl der Enttäuschungen.
In unserer Wohlstandsgesellschaft, die von Bewegungsarmut und einem Überangebot an Nahrungsmitteln gekennzeichnet ist, wird Übergewicht immer mehr zur gesundheitlichen und sozialen Einbahnstraße. Doch nicht nur das Übergewicht, auch die Angst vor ihm, kann, oft verbunden mit anderen Faktoren, zu Komplikationen führen. Stichworte wie Magersucht (Aneroxie), Brechsucht (Bulimie) seien an dieser Stelle nur kurz erwähnt, um die Dimension des Problems darzustellen. Auf der anderen Seite verdienen sich ganze Wirtschaftszweige sprichwörtlich „dumm und dämlich", indem sie hemmungslos mit den Hoffnungen und Ängsten der Betroffenen spielen. Ununterbrochen kommen neue, oft wirkungslose und/oder völlig überteuerte Diätprodukte oder Trimmgeräte auf den Markt, die alle nur das Ziel haben, Verbraucher mit einem „gewichtigen" Problem zumindest im Portemonnaie ein wenig „Erleichterung" zu bringen.

Keine Woche, in der nicht wieder eine Zeitung oder Zeitschrift die neueste „Wunder-Diät" vorstellt (wozu eigentlich? hätte die letzte Wunder-Diät Wirkung gezeigt, wäre die neue bereits vor ihrer Veröffentlichung überflüssig geworden), kein Buchgeschäft, in welchem man nicht über den umsatzfördernden Charakter der zahllosen „Diät-Ratgeber" Bescheid wüßte. Leider ist die moderne Vorstellung des Wortes Diät, das in seinem altgriechischen Ursprung einmal nichts anderes als „gesundes Leben" hieß, grundsätzlich zu einem „sich einschränken, wenig essen, Kalorien zählen" geworden, und das, obwohl die Ergebnisse zumindest langfristig immer gegen diese Methode sprechen. Übergewicht hat vielfältige Ursachen, es bedarf daher auch einer komplexen Methode, um ihm zu begegnen. Die Wichtigkeit einer ausgewogenen Ernährung stellt heutzutage niemand mehr in Frage, dennoch darf man nicht nur über Ernährung nachdenken, wenn man von Abnehmen spricht. Wer seinen Körper erfolgreich und dauerhaft verändern möchte, muß sich auch mit körperlicher Betätigung anfreunden.

Dieses Buch soll Ihnen eine Hilfe sein, den Spreu vom Weizen zu trennen. Sie werden im Laufe der Lektüre lernen, wie Ihr Stoffwechsel funktioniert und wie Sie sich ein genaues Bild über Ihre derzeitige Konstitution machen können. Das ist sehr wichtig, weil Sie konkrete Ziele haben müssen, wenn Sie etwas erreichen wollen. Sie finden in diesem Buch die wichtigsten Grundlagen für ein erfolgreiches Training und viele wertvolle Informationen über die Ernährung. Alle Informationen sind wissenschaftlich fundiert und sorgfältig zusammengestellt, um Ihnen die optimale Methode für eine erfolgreiche Veränderung Ihres Körpers zu zeigen. Viele Einzelergebnisse konnten vom Autor persönlich in Studien am Sportinstitut der Universität Düsseldorf, Abteilung Sportmedizin, unter der Leitung von Prof. Dr. F. Beuker, verifiziert werden, anderes, vor allen Dingen Tips und praxisorientierte Hinweise, entstammen jahrelanger Erfahrung als Personal Trainer und haben sich dort bewährt.

Aber jetzt will ich Sie nicht weiter aufhalten. Sie sind bereits auf dem richtigen Weg!

KAPITEL 1

KAMPF DEM ÜBERGEWICHT

Was ist eigentlich Übergewicht?

Woher kommt Übergewicht?

Warum werde ich es nicht einfach wieder los?

▶ Was ist eigentlich Übergewicht ?

Rolf blättert in einer Illustrierten. Werbung auf jeder zweiten Seite. Da, schon wieder dieser After-Shave-Mann. Groß. Schlank. Athletisch. Austrainiert. Frauke sieht Fernsehen. Schon wieder Werbung. Na ja, wenigstens Mineralwasser. Diese Frau. Sportlich. Weiblich. Asketisch, ohne dürr zu sein. Wie macht die das bloß?

Was haben Rolf und Frauke gemeinsam? Ihre Aufmerksamkeit wird von attraktiven, sportlichen, schlanken Menschen gefesselt. So würden sie auch gerne aussehen. Aber die beiden sind übergewichtig. Sie wiegen zuviel. Klar, Arnold Schwarzenegger wog auch schon einmal 105 Kilo. Aber in Wettkampfform. Austrainiert eben. Ohne den Rettungsring, der Rolfs Hüfte schmückt. Bei Frauke sind es eher die Oberschenkel, der Po, die Oberarme. Zu dick. Zu weich.

Hinter dem Begriff Übergewicht verbirgt sich weitaus mehr als nur ein zu hohes Körpergewicht. Der Vergleich mit einem Leistungssportler zeigt schnell, daß zwei Menschen gleich schwer und gleich groß sein können, aber in Aussehen, Gesundheit und Leistungsfähigkeit völlig unterschiedlich sind. Wie aber kommt es zu diesen Unterschieden? Der Schlüssel liegt in der Körperzusammensetzung. Während der Leistungsportler über eine gut ausgebildete Skelettmuskulatur verfügt und keine offensichtlichen Fettspeicher mit sich herumträgt, ist das Verhältnis beim Durchschnittsmenschen leider oft genau umgekehrt. Die Muskulatur ist zurückgebildet, dafür haben sich unter der Haut unansehnliche Fettpolster angesammelt. Wer einmal kurz über diese Zusammenhänge nachdenkt, wird sich unweigerlich Gedanken über Begriffe wie „Idealgewicht, Normalgewicht, Gewicht, Waage..." machen. Die Waage zeigt in unserem Beispiel für den Leistungssportler und den „Übergewichtigen" exakt den gleichen Wert an. Welche Aussagekraft hat dieser Wert?
Keine. Vergessen Sie die Waage. Quälen Sie sich nicht weiter mit Kilos und Pfunden.
Verändern Sie lieber die Zusammensetzung Ihres Körpers. Nicht das Gewicht ist wichtig, sondern das ausgewogene Verhältnis zwischen aktiver und passiver Masse.

Aktive Masse ist Muskulatur. Funktionelle, wohlgeformte und leistungsfähige Muskulatur.

Passive Masse sind Knochen, Sehnen, Bänder, Haut, Organe, Bindegewebe und ... FETT!

Den Anteil an Knochen, Sehnen, Bänder, Haut, Organe, Bindegewebe können und sollen Sie nicht verändern. Aber das Fett! Dieses Fett ist das eigentliche Übergewicht. Nicht, das man Fett ganz und gar verteufeln sollte. Der menschliche Körper braucht einen gewissen Prozentsatz an Körperfett.

Fett ist ein Energiespeicher mit hoher Energiedichte. Fett liegt als Polster zwischen Organen und beweglichen Körperteilen, um diese vor Stößen und Abnutzung durch Reibung zu schützen.

Fett schützt nicht zuletzt als dünne (!) Isolationsschicht unter der Haut den Körper vor Auskühlung. Dieser Prozentsatz an Fett ist notwendig, damit der Körper reibungslos funktioniert. Er liegt für Frauen bei etwa 15 %, bei Männern kann er tiefer liegen, etwa bei 8-10 %. Der geschlechtsspezifische Unterschied ergibt sich aus der Aufgabenverteilung bei der Arterhaltung. Der weibliche Körper benötigt eine nicht unerhebliche Energiereserve, um ein Kind neun Monate lang austragen und anschließend stillen zu können. Wenn Frauen einen Körperfettanteil von etwa 15 % für längere Zeit unterschreiten, tritt Unfruchtbarkeit ein. Dieses Phänomen kann bei zahllosen Leistungssportlerinnen, aber auch bei magersüchtigen Frauen beobachtet werden. Die Natur verweigert dem Körper eine Belastung, die normalerweise mit einer Totgeburt und eventuell auch mit dem Tod der Mutter enden würde. Da der männliche Körper bei der Reproduktion deutlich weniger leisten muß, braucht er geringere Energiereserven. Das erklärt, warum Männer auch dauerhaft einen niedrigeren Fettanteil haben können als Frauen.

Die Natur mit ihren einfachen, logischen Gesetzen wird uns in diesem Buch noch einige Male beschäftigen. Für die Natur zählen zuerst einmal zwei Dinge: Überleben und Arterhaltung. Geld, Macht, Erfolg, Schönheit, Gesundheit, Glück, Ästhetik und dergleichen sind Dinge, die den Menschen beschäftigen. Um das Überleben zu sichern, muß ein Lebewesen, eine Art flexibel sein, sich anpassen können an äußere Umstände.

Diese Anpassungsfähigkeit ist nicht nur Garantie für das Überleben, sondern auch die Grundlage für Veränderungen (Adaptionen), wie der Körper sie sowohl bei sportlichem Training als auch bei Ernährungsumstellungen zeigt.

▶ Woher kommt Übergewicht ?

Schon die alten Chinesen wußten, daß ein Blick in die Vergangenheit oft hilft, um die Probleme der Gegenwart zu lösen. Wenn die Natur alles so logisch und sinnvoll eingerichtet hat, warum gibt sie uns dann die Möglichkeit, daß wir uns buchstäblich zu Tode fressen können? Schauen wir ein wenig in die Vergangenheit, sagen wir so etwa 1000 Jahre. Sommer und Winter hat es damals schon gegeben. Kühlschränke, Supermärkte und Flugzeuge, die Erdbeeren von den Kanaren und Äpfel aus Neuseeland binnen Stunden liefern können, hingegen nicht. Die Möglichkeiten der Konservierung und Lagerhaltung von Nahrungsmitteln waren begrenzt. Sehr begrenzt. In den Wochen und Monaten nach einer guten Ernte konnten sich die Menschen satt essen. Mehr als das. Sie konnten Reserven anlegen. Fettreserven. Energiespeicher. Wenn dann der nächste Winter einmal härter und länger war als gewöhnlich, das nächste Frühjahr zu trocken oder zu naß, die nächste Ernte karg... dann entschieden diese Reserven, diese Fettpolster buchstäblich über Leben und Tod. Sie sind also eine wichtige Hilfe im Kampf um das Überleben.

Diese Mechanismen funktionieren heute noch genauso gut wie vor 1000 Jahren. Eine Fettzelle kann sich um das 900-fache vergrößern. Diese Vergrößerung ist eine Anpassung an eine überreichliche Ernährung, also eine Ernährung, die sowohl von den Inhaltsstoffen als auch von der Menge her nicht dem momentanen Energiebedarf angemessen ist. Die Anzahl der Fettzellen ist übrigens genetisch festgelegt. Veränderbar ist lediglich ihre Größe. Auch die Lage der Fettzellen im Körper wird durch das Erbgut bestimmt. Sie sehen das sehr deutlich, wenn Sie die männliche und weiblichen Anatomie vergleichen, vor allem die von „Übergewichtigen".

Während Männer fast ausnahmslos zu „Bierbauch" und „Rettungsring" neigen, nehmen Frauen bevorzugt an Gesäß, Oberschenkeln und auch an den Oberarmen zu. Zudem können Sie bei Menschen, die immer wieder viel abnehmen und viel zunehmen, feststellen, das es immer die gleichen Körperpartien sind, die dicker und dünner werden. Die Fettzellen werden gefüllt und entleert.

Woher kommt nun das überschüssige Körperfett?
Wenn man viel ißt, wird man dick. Ißt man sehr wenig, wird man dünn. Sehr dünn. Die Hungergebiete unseres Planeten sind ein trauriges Beispiel dafür. Trotzdem ist diese Formel zu simpel. Der menschliche Körper ist kein Eimer, den man mit etwas füllt oder wieder entleert. Zwischen den Lippen und dem Darmausgang liegt eine Vielzahl von Organen, die alle am gleichen, hochkomplexen Vorgang, der Verdauung, beteiligt sind. Wäre die oben genannte

Formel richtig, müßten Sie wirklich nur weniger essen, um dünner zu werden. Wenn Sie wenig essen, dürften Sie niemals dick werden. Alle Menschen, die viel essen, wären automatisch dick. Schauen Sie sich einmal im Bekanntenkreis um. Sie werden viele Beispiele finden, die Sie mit dieser Formel nicht zuordnen können. Was ist mit dem Kollegen, der ununterbrochen ißt, aber trotzdem dünn wie ein Hering bleibt? Oder der Bekannten, die Stein und Bein schwört, wenig zu essen, und die trotzdem nicht dünner wird? Oder Ihr Freund, der schon alle Diäten dieser Welt durchgehalten hat, und trotzdem immer dicker wird?

Die Antwort auf all diese Fragen lautet: Es ist nicht so wichtig, wieviel Sie essen, viel wichtiger ist, was Sie essen. Bitte merken Sie sich diesen Satz gut. Er ist der Schlüssel für das gesamte Ernährungsprogramm in diesem Buch. In dem Kapitel „Einführung in den menschlichen Stoffwechsel" werde ich Ihnen erklären, warum dieser Satz so wichtig ist. Im Kapitel „Die Grundlagen der Ernährung" finden Sie nicht etwa Kalorienangaben und Kochrezepte, sondern vielmehr Richtlinien für richtiges Kochen und Essen. Sie können weiterhin fast alle Dinge essen, die Sie mögen, und ich werde Sie auch nicht mit Rezepten quälen, die Ihnen selbst unter Strafandrohung nicht schmecken würden. Anstelle dessen zeige ich Ihnen 1001 Möglichkeit, Ihren gewohnten Speiseplan Schritt für Schritt zu modifizieren, bis Sie für Ihre Ziele, Ihren Stoffwechsel und Ihr momentanes Gewicht das Richtige essen!

Aber noch mal zurück zu der Frage „Woher kommt eigentlich Übergewicht?" Übergewicht entsteht zum einen, wenn Sie mehr essen, als Sie verbrauchen. Sie brauchen täglich eine gewisse Menge an Nahrung, um Bewegungen ausführen zu können, um verschlissenes Gewebe zu ersetzen oder das Gehirn betriebsfähig zu halten. Sogar die Verdauung erfordert Energie. In diesem Zusammenhang spricht man von einem Grundumsatz (das ist die Menge Energie, die Sie innerhalb von 24 Stunden für so elementare Tätigkeiten wie ruhen, denken, schlafen, träumen, verdauen, atmen etc. brauchen). Da Sie aber in den seltensten Fällen einen ganzen Tag völlig inaktiv und bewegungslos verbringen, müssen Sie zu diesem Grundumsatz noch die Energiemenge hinzu addieren, die Sie für körperliche Aktivität und Regeneration (Spiel, Sport, Arbeit usw. und die Erholung davon) brauchen. Sie erhalten dann Ihren Tagesbedarf. Liegt Ihre Energieaufnahme deutlich über dem Energieverbrauch, bemüht sich der Körper anfangs, dieses Plus an Energie zu verstoffwechseln. Ihre Körpertemperatur wird leicht steigen, die Schilddrüse schüttet ein paar Hormone mehr aus, Ihr Aktivitätsniveau erhöht sich leicht.

Diese Anpassungsmaßnahme wird aber überfordert, sobald Sie regelmäßig und/oder viel mehr zu sich nehmen, als Sie verbrauchen. Für alle Schlemmer, Genießer, Lust- oder Gesellschaftsesser und alle Freßsüchtigen gilt also: Senken Sie Ihre Nahrungsaufnahme! Essen Sie weniger! Also doch Diät, werden Sie jetzt denken. Nein, ich spreche nicht davon, daß Sie nur noch 800, 1000, oder wer weiß wieviele Kalorien zu sich nehmen sollen. Oder gar eine Zeitlang nur von Bananen, Brötchen, Kartoffeln oder grünem Salat zehren sollen. Den Begriff Kalorien verwende ich sowieso äußerst ungern. (Warum, erfahren Sie im Kapitel „Die Grundlagen der Ernährung"). Sie sollten lediglich das übermäßige Essen stoppen. Essen Sie soviel, wie Ihr Körper braucht. Genießen Sie dieses Essen. Haben Sie kein schlechtes Gewissen. Es ist einer der natürlichsten Vorgänge, die es gibt. Aber hören Sie auf, immer deutlich mehr zu essen, als Ihr Körper verbrauchen kann. Ihr Gewicht wird sich fast augenblicklich stabilisieren.

Und jetzt gehen wir einen großen Schritt nach vorne. Vorbei an allen Reduktionsdiäten. Wir betrachten die Zusammensetzung der Nahrung. An dieser Stelle soll es bei einleitenden Erklärungen bleiben, für detaillierte Informationen bitte ich Sie im Kapitel „Die Grundlagen der Ernährung" nachzulesen.

Grundsätzlich besteht menschliche Nahrung aus Wasser, Fett, Eiweiß, Kohlehydraten, Mineralstoffen, Vitaminen und Spurenelementen. Dank der Nahrungsmittelindustrie werden Sie auch Farbstoffe, Konservierungsstoffe, Zuckeraustauschstoffe und ähnliches vorfinden, auf die an dieser Stelle nicht näher eingegangen werden soll. Uns interessieren im Moment drei Stoffe: Fett, Wasser und Kohlehydrate. Diese drei Stoffe sind verantwortlich für Übergewicht.

▶ Warum Fett?

Weil Nahrungsfett (mit einer unbedeutenden Ausnahme) immer erst in den Fettdepots zwischengelagert wird, bevor es irgendeiner Verwendung zugeführt werden kann. Auf deutsch: Jedes Gramm Fett, das Sie zu sich nehmen, finden Sie an den Ihnen bekannten Problemstellen wieder. Sie können Fett bei 90 Prozent Ihrer Tätigkeiten nicht in nennenswertem Umfang zur Energieversorgung heranziehen. Der Körper verwendet fast ausschließlich die einfacher abzubauenden Kohlehydrate als Energiequelle.

▶ Warum Kohlehydrate?

Kohlehydrate sind das Benzin des Körpers. Sie bestehen aus Zuckermolekülen, die einzeln vorliegen oder zu unterschiedlich langen Ketten verbunden sind. Für eine gleichmäßige Energieversorgung und Verdauung ist es von größter Wichtigkeit, daß diese Zuckerarten bilanziert, das heißt in vernünftigen, bedarfsangepaßten Anteilen zueinander zugeführt werden. Der Einfachzucker stellt schnell Energie zur Verfügung, wirkt aber auch oft, vor allem, wenn Sie nicht gerade 100 Meter auf Zeit laufen oder schwere Arbeit leisten, wie ein Strohfeuer. Der Blutzuckerspiegel übersteigt deutlich den Wert, der im Moment von den Verbrauchern umgesetzt wird. Folglich schüttet Ihre Bauchspeicheldrüse Insulin aus, und der überschüssige Zucker wird in Fett umgewandelt und in den Depots gespeichert. Vermeiden Sie also weißes Mehl, Zucker und Produkte, die reich an diesen Zutaten sind, wie etwa Süßigkeiten, Säfte, Teilchen etc..
Nehmen Sie lieber mittel- und langkettige Kohlehydrate zu sich, wie sie etwa in Vollkornprodukten, Gemüsen und einigen Obstsorten enthalten sind. Damit decken Sie Ihren Energiebedarf gleichmäßig und über einen langen Zeitraum. Diese Nahrungsmittel wirken sättigend und halten lange vor.

▶ Warum Wasser?

Der menschliche Körper besteht zu etwa 70 Prozent aus Wasser. Alle Gewebe, auch Fettgewebe, haben einen Wasseranteil. Wenn Sie viel Fettgewebe mit sich herumtragen, besteht Ihr Übergewicht zu einem guten Teil aus Wasser. Fett hat eigentlich eine Energiedichte von ca. 9,1 kcal./gr.. Durch den hohen Wassergehalt von Fettgewebe sinkt die Energiedichte jedoch auf ca. 7,2 kcal./gr.. Fettgewebe besteht zu etwa 20 Prozent aus Wasser. Dieses Wasser verlieren Sie, wenn Sie Ihr Körperfett reduzieren. Darüber hinaus speichert der Körper viel Wasser in der Muskulatur und unter der Haut. Verantwortlich dafür ist meistens ein zu hoher Kochsalzkonsum. Gehören auch Sie zu den Leuten, die erst nachsalzen und dann probieren? Kochen Sie mit reichlich Salz? Dann dürfen Sie sich nicht wundern, wenn Sie trotz eines verhältnismäßig niedrigen Körperfettanteils glatt und weich aussehen. Sie speichern viel Wasser unter der Haut und „verwässern" so buchstäblich Ihre Form.

Es gibt noch einen weiteren, sehr wichtigen Einflußfaktor für Ihre Körperzusammensetzung. Ich spreche von körperlicher Aktivität. Sind Sie ein Büromensch oder verrichten Sie werktäglich schwere körperliche Arbeit? Treiben Sie aktiv Sport oder sehen Sie sich lieber ein Fußballspiel im Fernsehen an? Wenn Sie Sport treiben, gehen Sie eher einmal in der Woche zum Squash oder zum Ballett oder laufen Sie regelmäßig? Liegt Ihnen Gewichtheben mehr als Schwimmen oder Radfahren? All diese Fragen beschäftigen sich mit der Art und Häufigkeit körperlicher Betätigung. Sie werden in den Kapiteln „Sport und Fettreduktion" und „Das Fett-weg-Training" genau über diese Zusammenhänge aufgeklärt. An dieser Stelle wieder nur ein paar einleitende Worte für die ganz Ungeduldigen.

Je höher der Grad Ihrer körperlichen Betätigung ist, desto höher ist Ihr Grundumsatz. Das heißt, wenn Sie regelmäßig viel Bewegung haben, verstoffwechseln Sie auch in Ruhe deutlich mehr. Sie können also mehr essen, ohne zuzunehmen. Sie brauchen sich in Ihrer Nahrungsaufnahme nicht oder nur wenig einzuschränken, um abzunehmen. Außerdem verbrauchen Sie über Ihre körperliche Betätigung mehr Energie als jemand, der faul im Sessel sitzt. Es ist aber nicht unbedingt gesagt, daß Sie dabei Energie aus den Fettreserven abrufen. Die meisten Tätigkeitsformen und Sportarten verbrauchen überwiegend Kohlehydrate und lassen das Depotfett unangetastet. Regelmäßiges Fußball- oder Tennisspielen ist also noch keine sichere Bank im Kampf gegen die Fettpolster, hilft aber zumindest, daß Verhältnis zwischen Energiezufuhr und Energieverbrauch auszugleichen. Mit welchem Training Sie wirklich gezielt Körperfett abbauen, erfahren Sie im Kapitel „Das Fett-weg-Training".

▶ Checkliste: Kampf dem Übergewicht

1 Vergessen Sie die Waage. Quälen Sie sich nicht weiter mit Kilos und Pfunden. Verändern Sie lieber gezielt die Zusammensetzung Ihres Körpers. Nicht das Gewicht ist wichtig, sondern das ausgewogene Verhältnis zwischen aktiver und passiver Masse.

2 Essen Sie die Menge, die Sie brauchen. Wenn Sie dünner werden wollen, essen Sie geringfügig weniger. Vermeiden Sie alle radikalen Reduktionsdiäten! Ihr Körper hat ein recht auf eine ausreichende Zufuhr der lebensnotwendigen Nährstoffe.

3 Essen Sie weniger Fett! Fett kann nicht direkt umgesetzt und abgearbeitet werden, sondern lagert sich immer zuerst in den Depots ab. Meistens bleibt es dann dort. Größere Fettzellen entwickeln einen Hunger auf neues Fett!

4 Essen Sie weniger einfache Kohlehydrate! Meiden Sie Zucker und Weißmehl in allen Erscheinungsformen. Zucker wird oft als Konservierungsstoff eingesetzt und ist nicht immer deklarationspflichtig. Achten Sie auf den Hinweis „ohne Zuckerzusatz". Suchen Sie auch dann nach versteckten Zuckern, die sich hinter Begriffen wie „Zuckercoleur, Glukosesirup o.ä." verbergen.

5 Trinken Sie ausreichend Wasser. Der menschliche Körper besteht zu etwa 70 Prozent aus Wasser. Dieses Wasser muß ständig ausgetauscht werden. Ausreichender Wasserkonsum erleichtert die Verdauung und verbessert das Ausscheiden von überflüssigem Wasser.

6 Seien Sie sparsam mit Salz (und Zucker). Ein Gramm Salz (Zucker) bindet ein Vielfaches an Wasser im Körper. Ihr Wasseranteil erhöht sich unverhältnismäßig. Wassereinlagerungen unter der Haut verschlechtern Ihr Erscheinungsbild erheblich.

7 Bewegen Sie sich mehr. Nutzen Sie jede Möglichkeit zur Bewegung. Gehen Sie mit dem Hund spazieren, nehmen Sie die Treppe anstelle des Aufzuges, fahren Sie mit dem Rad statt mit dem Auto. Schließen Sie die Fernsteuerung ein und kündigen Sie dem Pizza-Service. Treiben Sie Sport.

KAPITEL 2

GEWICHTSREDUKTION UND FETTABBAU

Die Körperzusammensetzung
– aktive und passive Masse

Meßmethoden zur Bestimmung der
Körperzusammensetzung

Beeinflußungsmöglichkeiten der
Körperzusammensetzung

Muskelaufbau, Fettreduktion, Knochenstabilisation,
Zellulitis, Proportionen

▶ Die Körperzusammensetzung – aktive und passive Masse

Der erste Merksatz in der Checkliste von Kapitel 1 hieß: Vergessen Sie die Waage. In diesem Kapitel möchte ich Ihnen erläutern, warum die Waage für unsere Zwecke so ungeeignet ist und welche Hilfsmittel sie ersetzen können. Die Waage mißt immer Ihr Gesamtkörpergewicht. Trinken Sie vor dem Wiegen zwei Liter Wasser, sind Sie etwa zwei Kilo schwerer. Nach einem ausgiebigen Besuch der sanitären Einrichtungen (WC) sind Sie etwa ein bis zwei Kilo leichter. Morgens, auf nüchternen Magen, wiegen Sie zum Beispiel 75 Kilo. Abends, nach Ihrer letzten Mahlzeit, werden Sie vermutlich 77-78 Kilo wiegen. Rolf hat das am eigenen Leib zu spüren bekommen. Er war einmal Mitglied in einem Fitness-Center. Dort hat er mit seinem alten Schulfreund Michael ein Krafttrainingsprogramm trainiert. Dreimal die Woche, immer ein- bis anderthalb Stunden lang. Nach fünf Monaten (und nicht unerheblichen Kraftzuwächsen) hörte Rolf völlig resigniert wieder auf. Statt 105 Kilo wog er nun 109 Kilo. Der Bauch war immer noch da, genau wie das Doppelkinn, und da konnte ihn selbst die bessere körperliche Leistungsfähigkeit nicht trösten. Das Ergebnis des Wiegens war einfach niederschmetternd. Dabei hatte er trotz des anstrengenden Trainings nicht einmal wesentlich mehr gegessen.

Was war passiert?

Rolf hat seine Ernährungsgewohnheiten beibehalten. Er hat damit vorher über Jahre hinweg kontinuierlich zugenommen. Es ist also nicht verwunderlich, daß er auch in den fünf Monaten im Fitness-Center weiter zugenommen hat. Außerdem ist das eingetreten, was immer nach einem guten Krafttrainingsprogramm eintritt. Rolf hat Muskeln aufgebaut. Nicht soviel, daß sie unter seiner dicken Speckschicht deutlich sichtbar wären, aber die Waage zeigt natürlich auch dieses Mehrgewicht unerbittlich an. Da Muskelgewebe dichter ist als Fettgewebe, hat es bei gleicher räumlicher Ausdehnung immer ein höheres Gewicht als Fett. Rolf hat also an aktiver Masse zugelegt. Die Verbesserungen bei den Kraftleistungen dokumentieren das. Selbst wenn er in diesen fünf Monaten Fett verloren hätte, wäre er vermutlich nicht leichter geworden, weil dem Gewichtsverlust beim Fettgewebe immer die Gewichtszunahme beim Muskelgewebe gegenübergestanden hätte.

Frauke hat ähnliche Erfahrungen gemacht. Sie hat jetzt die fünfte Diät hinter sich. Eigentlich waren die Diäten immer erfolgreich. Bei der ersten hat sie in sechs Wochen acht Kilo verloren. Von 74 runter auf 66 Kilo. Noch immer nicht gertenschlank, aber für eine 32-jährige Mutter von zwei Söhnen...

Leider waren die acht Kilo nach dreieinhalb Monaten wieder drauf. Also noch mal eine Diät. Diesmal verlor sie in sechs Wochen nur 6 Kilo. Sie hungerte weiter, aber es tat sich einfach nichts mehr. Nach neun Wochen gab sie auf. Wieder war das verlorene Gewicht schnell wieder zugenommen. Also im nächsten Frühjahr noch einmal von vorne. Bei der dritten Diät hungerte sich Frauke 5 Kilo herunter. In acht Wochen. Es war wirklich hart. Als in der neunten Woche nichts mehr passierte, brach sie die Diät wieder ab. Endlich wieder „normal" essen!

Noch vor dem Sommer lag sie bei 75 Kilo. Soviel hatte Frauke noch nie gewogen. Die letzten beiden Diäten liefen ähnlich ab. Es wurde immer schwerer, Gewicht wegzuhungern und es war immer schneller wieder da. Außerdem fühlte Frauke sich immer kraftloser. Die tägliche Arbeit fiel ihr immer schwerer, das Bedürfnis nach Ruhe und Schlaf wurde immer größer. Ihr gelang es schließlich, ihr Körpergewicht bei 74 Kilo einzupendeln. Wenn sie aber alte Fotos rauskramte, sah man deutlich, daß sie vor der ersten Diät bei gleichem Körpergewicht eine deutlich bessere Figur hatte. Was war passiert? Frauke hat fünfmal ihrem Körper eine Hungersnot vorgegaukelt. Fraukes Körper kann nicht wissen, daß es ausschließlich gesundheitliche und ästhetische Gründe waren, die für die Nahrungsknappheit gesorgt hatten. Da Frauke deutlich weniger zu sich genommen hatte, als ihr Körper benötigte, hat dieser seine Reserven angegriffen. Er ist dabei lediglich den uralten Naturgesetzen gefolgt, die das Überleben als erste Priorität ansehen. Wenn man sich einmal die Logik der Natur zu eigen macht, kann es auf die Frage „Was ist wichtiger, Bewegung oder Überleben" nur eine Antwort geben. Bewegung ist unwichtiger. An erster Stelle steht das Überleben. Der Körper greift also logischerweise bevorzugt auf die Muskulatur zurück, weil diese ja im Moment nicht unbedingt benötigt wird. Die wertvollen Fettreserven schont er solange wie möglich. Wer weiß, wie lange die „Hungersnot" dauert, wann man diesen wertvollen Energiespeicher noch mal gebrauchen kann...

Nach den Diäten ist Frauke immer wieder zu ihren alten Ernährungsgewohnheiten zurückgekehrt. Diese hatten schon vor der ersten Diät dazu geführt, daß Frauke zunahm. Selbstverständlich klappte das hinterher auch wieder. Leider konnte ihr Körper aber nicht so ohne weiteres die reduzierte Muskelmasse wieder aufbauen. Adaption (Anpassung) erfolgt immer nur auf einen äußeren Reiz hin. Fehlt dieser Reiz, findet keine Anpassung statt. Und Muskelaufbau ist eine Adaption an eine erhöhte Belastung, wie wir am Beispiel von Rolfs Krafttraining gesehen haben. Frauke nahm also nur an Körperfett zu. Und das nach jeder Diät aufs neue. Muskeln weghungern, Fett zunehmen. Kein Wunder, daß ihre Figur nach fünf Diäten bei gleichem Körpergewicht schlechter geworden ist. Feste Muskulatur mußte weichem, schwabbeligen Fettgewebe weichen.

Während Rolf seine Körperzusammensetzung vermutlich geringfügig verbessert hat, hat Frauke ihre deutlich verschlechtert. Rolf hat, wie gewohnt, geringfügig an Fett zugenommen, aber deutlich Muskeln aufgebaut. Frauke hingegen hat vermutlich jedes Mal, wenn sie eine Diät gemacht hat, Muskulatur abgebaut, aber anschließend Körperfett wieder aufgebaut. Ihr Anteil an aktiver Masse ist gesunken, der Anteil an passiver Masse jedoch gestiegen. Wie können wir nun das „vermutlich" aus den obigen Sätzen streichen? Die Waage teilt uns lediglich das Gesamtkörpergewicht mit. Es gibt aber verschiedene Methoden, Aufschluß über die Körperzusammensetzung zu erhalten.

▶ Meßmethoden zur Bestimmung der Körperzusammensetzung

Eine einfache Methode ist das Messen verschiedener Umfänge. Man mißt dazu in regelmäßigen Abständen Hüft-, Bauch- und Taillenumfang. Da an diesen Stellen kein nennenswerter Ausbau an Muskelmasse stattfindet, sind sie gute Indikatoren für den Fettanteil des Körpers. An den Oberarmen, Oberschenkeln und Waden hingegen kann man leicht Muskelzuwächse nachmessen, ebenso wie am Brustkorb. Aber Vorsicht! Bitte immer alle Meßstellen nachmessen! Wenn Sich Ihr Gewicht nicht verändert hat, oder Sie, wie Rolf, während einer Zeit mit gesteigerter körperlicher Beanspruchung, leicht zugenommen haben, können Sie die Ergebnisse wie folgt interpretieren:

■ Hüft-, Bauch- und Taillenumfang kleiner geworden und gleichzeitig
■ Oberarme, Oberschenkel, Waden und Brustkorb größer geworden
= Körperfett reduziert, Muskelmasse aufgebaut

■ Hüft-, Bauch- und Taillenumfang gleich geblieben und gleichzeitig
■ Oberarme, Oberschenkel, Waden und Brustkorb größer geworden
= Körperfett unverändert, Muskelmasse aufgebaut

■ Hüft-, Bauch- und Taillenumfang größer geworden und gleichzeitig
■ Oberarme, Oberschenkel, Waden und Brustkorb größer geworden
= Körperfett zugelegt, Muskelmasse unverändert oder leicht aufgebaut

Sie sollten Ihre Umfänge etwa alle 2-3 Monate messen, um echte Ergebnisse zu erhalten. Wöchentliches Messen bringt keine deutlichen Ergebnisse und frustriert Sie nur unnötig. Messen Sie immer mit dem gleichen Qualitätsmaßband und bemühen Sie sich, die Messungen immer exakt an den gleichen Stellen vorzunehmen, etwa über den Brustwarzen bei waagerecht geführtem Maßband, am höchsten Punkt des Bizeps oder an der dicksten Stelle der Wade. Lassen Sie sich gegebenenfalls von einem Freund oder einer Freundin helfen. Schreiben Sie die Ergebnisse auf. Wenn Sie schon einmal alle drei Monate fast unbekleidet vor einem Freund oder einer Freundin stehen, sollten Sie die Gelegenheit nutzen, gleich die zweite Methode anzuwenden.

Lassen Sie in regelmäßigen Abständen Fotos von sich anfertigen. Ziehen Sie sich eine Badehose oder einen Bikini an und suchen Sie sich einen möglichst neutralen Hintergrund aus. Eine weiße Wand ist bestens geeignet. Lassen Sie von einem Freund oder einer Freundin sechs Bilder anfertigen, jeweils zwei von vorne, zwei von der Seite und zwei von hinten. Für die Bilder von vorne und von hinten stehen Sie zunächst völlig entspannt, anschließend versuchen Sie eine Doppel-Bizeps-Pose zu zeigen. Dazu heben Sie beide Ellenbogen seitlich bis auf Schulterhöhe, beugen die Ellenbogen, drehen die Fäuste im Handgelenk so weit wie möglich nach hinten und spannen den Bizeps möglichst stark an. Vergessen Sie nicht, auch die Oberschenkel anzuspannen und gucken Sie dann bitte nicht ganz so gequält in die Kamera. Die beiden Bilder von der rechten und der linken Seite werden wieder ganz entspannt aufgenommen.

Die Kamera sollte bei jeder neuen Fotoserie in gleichem Abstand zum Modell gehalten werden. Selbstverständlich sollte immer mit der gleichen Objektivbrennweite fotografiert werden. Die Fotos gelingen an besten, wenn das Objektiv der Kamera genau auf Bauchnabelhöhe gehalten wird. Lassen Sie die Fotos entwickeln und legen Sie sie zu Ihren Unterlagen. In zwei bis drei Monaten schießen Sie einen neuen Satz und vergleichen ihn mit dem ersten. Vergessen Sie nicht, das Datum beim Fotografieren einzublenden oder es hinten auf den Abzügen zu notieren.

Mit diesen Bildern können Sie Fort- oder Rückschritte genau dokumentieren. Wenn Sie gleichzeitig Ihre Ernährung umstellen und mit einem Sportprogramm beginnen, ist es sehr wahrscheinlich, daß sich Ihr Körpergewicht nicht nennenswert verändert. Auf den Bildern werden Sie aber feststellen, daß sich Ihre gesamte äußere Erscheinung umwandelt. Die Haltung wird besser, die Fettpolster kleiner, dafür die Muskeln größer und besser konturiert. Sie sehen einfach besser aus. Mit dem täglichen Blick in den Spiegel können Sie diese Veränderungen nicht wahrnehmen. Sie gehen zu langsam vonstatten. Sie gewöhnen sich von Tag zu Tag, von Woche zu Woche an Ihre neue Form und nehmen diese als gegeben hin. Die Fotos jedoch zeigen Ihnen völlig objektiv und ohne jede Erinnerungsschwäche, ob und wie Sie sich verändert haben.

Für die nächste Methode brauchen Sie einen sogenannten „Fett-Kaliper". Dieses Gerät ist eine Art Meßzange, mit der Sie die Dicke einzelner Hautfalten millimetergenau bestimmen können. Es gibt diese Geräte in einer hochwertigen Metallausführung für Mediziner und einer preiswerten Kunststoffversion für den Hausgebrauch. Für unsere Zwecke reicht der Kunststoff-Kaliper voll aus. Er kostet etwa 35 DM. Im Lieferumfang enthalten sind Tabellen mit Bewertungen für die einzelnen Meßstellen und einer Umrechnung für die Summe der Meßstellen, aus der Sie den Gesamtfettgehalt Ihres Körpers ablesen können, ebenfalls in Abhängigkeit von Alter, Geschlecht und mit einer Bewertung versehen. Das Gerät selber ist einfach in der Anwendung. Auch hier klappt es mit Hilfe eines Freundes oder einer Freundin besser. Sie müssen lediglich an mehreren, in der Bedienungsanleitung genau beschriebenen Stellen eine Hautfalte „abgreifen" und ihre Dicke mit der Zange messen. Messen Sie jede Stelle dreimal und notieren Sie den Mittelwert der Messungen, um Fehler auszuschließen. Stark abweichende Werte werden gestrichen und neu gemessen. Meistens mißt man eine Stelle neben dem Bauchnabel, eine am hinteren Oberarm und eine am Beckenkamm. Es gibt aber auch Tabellen für weitere Meßstellen wie Schulterblatt, Oberschenkel und andere Körperteile. Messen Sie alle zwei bis drei Monate und notieren Sie den Körperfettgehalt und die einzelnen Meßstellen in Ihren Unterlagen. Wegen ihrer Unkompliziertheit und Verläßlichkeit wird diese Methode auch in vielen Sportstudios, von Ärzten und Krankenkassen angewandt. Häufig werden diese Kaliper aber auch durch elektrische Geräte ersetzt, die mit unterschiedlichen Verfahren, meist auf optoelektronischen Weg oder mit Messungen des elektrischen Widerstandes, die Körperzusammensetzung genau bestimmen können. Der Vorteil bei diesen Methoden liegt zum einen darin, daß man sich nicht zu entkleiden braucht, zum anderen rechnen einem diese Geräte nicht nur den prozentualen Anteil an Körperfett aus, sondern auch den an Muskulatur, Wasser und sonstigem.

Darüber hinaus gibt es sehr präzise wissenschaftliche Methoden wie etwa Unterwasserwiegen. Da Muskeln schwerer sind als Wasser, Fett aber leichter, kann man über die Messung des Auftriebes den Körperfettgehalt ebenso wie die Menge an Muskeln sehr genau bestimmen. Diese Methode ist aber sehr umständlich und erfordert teure Geräte. Sie wird daher in Deutschland kaum praktiziert.

▶ Beeinflußungsmöglichkeiten der Körperzusammensetzung

Das Beispiel von Frauke zeigt sehr deutlich: Gewichtsverlust muß kein Fettverlust sein! Abweichend vom gängigen Sprachgebrauch wollen wir deswegen an dieser Stelle festlegen, daß wir von Fettreduktion sprechen, wenn wir Abnehmen sagen. Welche Möglichkeiten gibt es nun, um Körperfett abzubauen? Zum einen können Sie aktiv verhindern, das sich Ihr Fettanteil vergrößert. Nehmen Sie ab heute weniger Fett und weniger einfache Kohlehydrate zu sich. Erhöhen Sie Ihren Grundumsatz, um auch in Ruhe mehr Nährstoffe zu verstoffwechseln. Treiben Sie mehr Sport. Der Sport ist es, auf den wir unsere Aufmerksamkeit auf den folgenden Seiten richten wollen.

Muskelaufbau
In unserem Beispiel hat Rolf sich dem Krafttraining zugewandt. Uns interessiert eine spezielle Variante des Krafttrainings, das Muskelaufbautraining. Wenn wir die Körperzusammensetzung hin zum Positiven verändern wollen, müssen wir Muskeln aufbauen. Muskulatur ist aktive Masse. Trainierte Muskeln sind straff, fest und betonen sowohl die männlichen wie auch die weiblichen Formen vorteilhaft (sofern man es nicht übertreibt). Muskulatur ist ein Gewebe mit einem hohen Energiebedarf. Jede Bewegung kostet Energie. Die Muskulatur verbraucht auch in Ruhe viel Energie zum Substanzerhalt und zur Regeneration. Aber das Wichtigste habe ich Ihnen bisher verschwiegen: Die Muskeln, genauer gesagt die Mitochondrien, die in den Muskelzellen trainierter Muskeln besonders häufig vorkommen, sind der einzige Ort im Körper, in dem Fett verstoffwechselt wird!
Wenn Sie sich also größere, leistungsfähigere Muskeln antrainieren, erreichen Sie das gleiche, als würden Sie in einen Kleinwagen eine große V8 Maschine einbauen. Sie haben in beiden Fällen die Möglichkeit, mehr Energie zu verschwenden. Während Ihnen das in unserem Autobeispiel schnell leid tun wird, ist es genau die richtige Methode, um Körperfett effektiver verstoffwechseln zu können. Außerdem wirken Sie selbst mit leichten Krafttrainingsreizen in Zeiten reduzierter Nahrungsaufnahme dem Abbauprozessen in der Muskulatur entgegen. Denken Sie einmal an Frauke. Nach jeder Diät war ihr

„Motor", die Muskulatur kleiner, während der „Benzintank", die Fettanteile anschließend genau deswegen immer größer wurden!

Proportionen

Große, leistungsfähige Muskeln bewirken aber noch etwas anderes. Sie verändern die Proportionen des Körpers. Stellen Sie sich einmal den Mann aus der After-Shave-Werbung mit zehn Zentimeter schmaleren Schultern vor. Glauben Sie, seine beeindruckend schmale Taille würde Ihnen dann noch so ins Auge springen? Oder die sportliche Frau aus der Mineralwasserwerbung. Was wären ihre Beine ohne die kraftvollen Schwünge der vorderen und hinteren Oberschenkelmuskulatur und die durchtrainierten Waden? Würden die Knie und die Fesseln immer noch so schlank wirken, wenn das Auge nichts hätte, woran es sie messen kann? Sicherlich nicht. Nutzen Sie deshalb die Vorteile einer kombinierten Trainingsmethode.

Bauen Sie attraktive Muskeln auf und überflüssiges, unattraktives Fett ab. Ihre Proportionen werden sich so deutlich zum Positiven verändern, daß Sie sich selber nicht mehr wiedererkennen!

Knochenstabilisation

Es gibt noch einen weiteren wichtigen Grund für ein Muskelaufbautraining, besonders für Frauen. Viele Menschen leiden unter einer fortschreitenden Entkalkung der Knochen, der sogenannten Osteoporose. Diese Krankheit scheint genetisch bedingt zu sein tritt bei Frauen weitaus häufiger auf als bei Männern. Sie können aber sehr viel dafür tun, das Ausbrechen der Krankheit aufzuschieben oder ihren Verlauf zu lindern. Osteoporose tritt vor allem im mittleren Alter auf und verschlimmert sich immer mehr. Bisher wird Osteoporose mit Hormonpräparaten behandelt. Die Wirksamkeit dieser Behandlung ist umstritten, außerdem stehen die Hormonpräparate im Verdacht, die Entstehung von Krebserkrankungen zu fördern. Es gibt also bislang keine wirksame medikamentöse Behandlung, bei der man das Risiko der Nebenwirkungen abschätzen könnte. Die alleinige Substitution mit Kalziumpräparaten bringt ebenfalls keine Besserung, weil das Kalzium offensichtlich nicht in den Knochen eingelagert wird.

Zahlreiche wissenschaftliche Untersuchungen haben jedoch belegt, das ein regelmäßiges Krafttraining die Knochen nachhaltig stabilisiert. Durch die gezielte und angemessene Belastung eines Krafttrainings lagern die Knochen verstärkt Kalzium ein. Die Erfolge dieser Trainingsform sind weitaus höher als bei allen anderen Sportarten. Man kann das Krafttraining daher als ideale Prävention (Vorbeuge-Maßnahme) bezeichnen.

Sogar bei bereits erkrankten Personen konnte eine deutlich meßbare Verbesserung der Knochensubstanz nachgewiesen werden. Zudem wurde auf eine risikoarme Art und Weise die Gesamtkonstitution der Patienten verbessert. Da die Bewegungen im Krafttraining immer langsam und unter vollständiger Kontrolle ausgeführt werden, kann man unnötige Belastungen auf den aktiven wie auch auf den passiven Bewegungsapparat vermeiden. Natürlich wurde bei den Patienten das Trainingsprogramm nach dem Gesetz der angemessenen Belastung drastisch reduziert und in der Durchführung von erfahrenen Krankengymnasten überwacht.

Beginnen Sie mit einem Muskelaufbauprogramm, bevor sich erste Anzeichen von Osteoporose einstellen. Zusammen mit einer ausgewogenen, kalziumreichen Ernährung sollten Sie gute Chancen haben, an dieser schweren Erkrankung vorbeizukommen.

Fettreduktion

Sie wissen jetzt, wie Sie weitere Fettansammlungen vermeiden, wie Sie sich eine größere „Fettverbrennungs-Maschine" zulegen, aber wie bauen Sie nun das Fett ab, das Sie bereits mit sich herumschleppen? Strenge Diäten greifen offensichtlich nur die Muskulatur an, ohne aber den Körperfettanteil nennenswert zu verringern. Ich will Sie nicht zu lange warten lassen. Sie bauen Fett am besten mit einem niedrigintensiven Ausdauertraining ab. Niedrigintensiv deswegen, weil zur Umsetzung von Depotfett große Mengen Sauerstoff zur Verfügung stehen müssen.

Sobald Sie ein wenig außer Atem kommen, das heißt eine leichte Sauerstoffschuld eingehen, schaltet der Körper sofort von der Fettverbrennung um auf die effektivere Kohlehydratverbrennung, die sogar ganz ohne Sauerstoff noch funktionieren kann. Und Ausdauertraining deswegen, weil jedes Kilo Fett, das Sie zuviel haben, ca. 7000 Kalorien enthält, die es umzusetzen gilt. Jede Minute, die Sie länger trainieren, bringt Sie Ihrem Ziel ein Stück näher. Wenn Sie den relativ geringen Energieumsatz der Ausdauersportarten der enormen Energiemenge gegenüberstellen, die Sie vernichten wollen, werden Sie vielleicht an sofortiges Aufgeben denken. Zum Glück müssen Sie nicht jede einzelne Kalorie abstrampeln!

Die Systeme des Körpers arbeiten auch in der Regenerationsphase nach einem Training auf einem deutlich erhöhten Niveau weiter, und zwar bis zu 72 Stunden. Zusätzlich erhöht auch das regelmäßige Ausdauertraining Ihren Grundumsatz erheblich.

Trotzdem braucht es, vor allem bei schwerem Übergewicht, seine Zeit, bis der Traum vom schlanken, sportlichen Körper realisiert ist. Doch selbst wenn es ein oder anderthalb Jahre dauern sollte, es lohnt sich auf jeden Fall! Und bedenken Sie bitte einmal, wie lange Sie gebraucht haben, bis Sie Ihre Fettpolster zur heutigen Größe aufgepäppelt haben. Solch ein Prozeß läßt sich nicht von heute auf morgen umkehren und ungeschehen machen.

In den folgenden Kapiteln werde ich Sie mit einer komplexen Methode zur Fettreduktion vertraut machen. Sie greifen Ihre Fettpolster von allen Seiten und mit allen Mitteln an und werden so in immer kürzeren Zeitabständen Schritt für Schritt weiterkommen.

Zellulitis

Noch ein paar Worte zur Zellulitis. Zellulitis ist eine Bindegewebsschwäche. Die Veranlagung dazu ist vermutlich angeboren. Die Fettdepots im menschlichen Körper sind von Bindegewebe durchzogen, damit das Fettgewebe mehr Halt hat. Bei Männern hat das Bindegewebe meistens eine gleichmäßige Netzstruktur, während es bei Frauen aus ungeklärter Ursache unregelmäßiger strukturiert sein kann. Eine gleichmäßige Struktur ist natürlich wesentlich stabiler. Wenn das Bindegewebe nun durch großes Gewicht (etwa einen großen Busen), große Umfänge (etwa einen dicken Bauch, Schwangerschaft) stark belastet wird, kommt es zu Rissen und damit zu einer noch ungleichmäßigeren Struktur. Am Gesäß und an den Oberschenkeln macht sich das zumeist dadurch bemerkbar, daß das Unterhautfettgewebe unter der Haut wellig und beulig wirkt. Am Bindegewebe können Sie in diesem Falle nicht viel machen, aber wenn Sie das Unterhautfett reduzieren, drückt das Fett nicht mehr so stark durch das Bindegewebe. Die Zellulitis wird vermindert. Wenn Sie noch mehr abnehmen, verschwindet die Zellulitis ganz, weil einfach kein Fett mehr da ist, das Beulen und Orangenhaut erzeugen kann. Die Haut liegt glatt über dem trainierten Muskel. Wenn Sie mir nicht glauben, schauen Sie sich Fotos von Bodybuilderinnen an. Wenn diese weit von ihrer Wettkampfform entfernt sind, können Sie bei der einen oder anderen auch Zellulitis erkennen. Doch je näher diese Frauen ihrer Wettkampfform kommen, das heißt je mehr Unterhautfett sie abbauen, desto mehr verschwindet die Orangenhaut. Es ist keine Zauberei. Sie brauchen keine teuren Cremes, Behandlungen, Bürsten oder ähnliches. Reduzieren Sie einfach Ihren Körperfettanteil!

▶ Checkliste: Gewichtsreduktion und Fettabbau

1 Verändern Sie Ihre Körperzusammensetzung. Bauen Sie Muskeln auf und Fett ab. Fett verlieren Sie mit regelmäßigem niedrigintensivem Ausdauertraining. Muskeln bauen Sie mit einem Krafttrainingsprogramm auf.

2 Erhöhen Sie mit Ausdauer- und Krafttraining Ihren Grundumsatz. Sie verbrennen dann selbst in Ruhe mehr Kalorien (und mehr Fett).

3 Stoppen Sie den Diätwahn! Bei einer Reduktionsdiät mit stark eingeschränkter Kalorienzufuhr verlieren Sie in erster Linie Wasser und Muskeln, aber kaum Fett. Nach der Diät (und Sie werden sie irgendwann beenden!) nehmen Sie wieder Fett zu, aber die Muskeln sind weg. Der Grundumsatz sinkt und Sie nehmen immer schneller zu.

4 Bestimmen Sie Ihre Körperzusammensetzung mit einem Kaliper oder lassen Sie Ihren Körperfettgehalt von einem Arzt oder Trainer bestimmen. Sie erhalten so eine differenziertere Aussage als mit einem bloßen Gang auf die Waage.

5 Machen Sie regelmäßig Fotos in Badekleidung. Vergessen Sie nicht das Datum auf der Rückseite zu notieren. Achten Sie darauf, daß die Fotos immer unter gleichen Umständen (Abstand, Objektivbrennweite etc.) geschossen werden.

6 Messen Sie regelmäßig die Umfänge verschiedener Körperteile. Messen Sie immer mit dem gleichen Maßband und an den gleichen Stellen. Am besten fotografieren und messen Sie alle 2-3 Monate.

7 Ein regelmäßiges Krafttraining baut Muskulatur auf, hebt Ihren Grundumsatz und verbessert Ihre Proportionen. Außerdem unterstützt Krafttraining Sie beim Kampf gegen Zellulitis und Osteoporose.

KAPITEL 3

DIE GRUNDLAGEN DER ERNÄHRUNG

Kohlehydrate – Energiespender erster Wahl
Eiweiß – Baustein des Lebens
Fett – wichtig, aber nicht unbedenklich
Wasser – Ohne H_2O geht gar nichts
Vitamine – Klein, aber oho!
Mineralstoffe – Im kleinen und im kleinsten
Kalorien – Irreführender Meßwert
Zuckeraustauschstoffe und „Light"-Produkte

Sie erinnern sich, wir wollten der Zusammensetzung der Nahrung ab jetzt mehr Aufmerksamkeit schenken als der Menge bzw. den Kalorien, die in ihr enthalten sind.

Sie haben in den ersten beiden Kapitel schon einige Male die Worte Kohlehydrate, Eiweiß, Fett und Wasser gelesen. An dieser Stelle erfahren Sie mehr über diese Grundbestandteile Ihrer Nahrung. Darüber hinaus finden Sie auch Informationen über Vitamine und Mineralstoffe. Diese Informationen mögen Ihnen auf den ersten Blick ein wenig theoretisch erscheinen. Aber wenn ich ab jetzt von Ihnen erwarte, daß Sie die Verpackung eines jeden Lebensmittels, das Sie kaufen, herumdrehen, um den Aufdruck mit den Angaben über die Inhaltsstoffe zu studieren, wollen Sie sicher auch wissen, wonach Sie suchen sollen. Und warum. Schließlich ist das nicht eben wenig verlangt.

▶ Eiweiß – Baustein des Lebens

Beginnen wir mit den Eiweißen. Eiweiß, auch Protein genannt, ist der Baustein des Lebens. Um dieser Aufgabe gerecht werden zu können, muß Eiweiß vielfältige Funktionen übernehmen. Eiweiße bilden so unterschiedliche Gewebe wie Haut, Fingernägel, Haare, Muskeln und die verschiedensten Organe. Eiweiße bilden Fermente, die im Speichel und in den Verdauungsorganen Nahrung aufspalten. Die DNS, der Träger unserer Erbinformation, ist aus Eiweißen zusammengesetzt. Wie kann ein einziger Stoff so vielfältig sein?

Eiweiße sind auch nur eine Obergruppe. Alle Eiweiße sind aus Aminosäuren zusammengesetzt. Für den Menschen sind 21 Aminosäuren wichtig. Diese Aminosäuren können in nahezu beliebiger Reihenfolge und Anzahl kombiniert werden und so immer andere Eiweiße bilden.

Man unterscheidet essentielle, semiessentielle und nicht essentielle Aminosäuren. Man unterteilt die Aminosäuren in acht essentielle, zwei semiessentielle und 11 nicht essentielle. Der menschliche Körper kann einige der Aminosäuren umformen, wenn er genug Eiweiß zur Verfügung hat. Die essentiellen Aminosäuren können nicht vom Körper synthetisiert werden, sie müssen deshalb immer in ausreichender Menge zugeführt werden, wenn es nicht zu Mangelerscheinungen kommen soll. Aus diesem Grunde muß ein gewisser Anteil der Nahrung immer aus Eiweiß bestehen. Aber es kommt nicht nur darauf an, daß Eiweiß enthalten ist, auch die Qualität des Eiweißes spielt eine große Rolle. Wenn das nicht so wäre, könnten Sie sich das leckere Putensteak auch einfach sparen und anstelle dessen Pferdehaare essen. Oder Schweineöhrchen. (Nein, nicht das Gebäck!). Aber Spaß beiseite, es kommt wirklich auf die Qualität an. Eiweiß aus Milchprodukten, Geflügel, Fisch, Fleisch enthält alle Aminosäuren, die wir brauchen und ist darüber hinaus recht gut bekömmlich, weil das Aminosäurenspektrum, d.h. die Verteilung der einzelnen Aminosäuren der des menschlichen Gewebes ähnlich ist. Die genannten Eiweißquellen sind aber keineswegs die einzigen. Viele Gemüse, Körner, Nüsse und andere pflanzliche Produkte enthalten ebenfalls Eiweiß. Allerdings ist bei diesen Quellen das Aminosäurenspektrum oft unvollständig, gemessen an den Bedürfnissen des menschlichen Körpers. Eine rein vegetarische oder sogar vegane Ernährung ist also per Definition eine Form der Mangelernährung und daher nicht unbedingt zu empfehlen. (Auf ethische oder moralische Gesichtspunkte, die Fleischverarbeitung oder den Fleischverzehr betreffend, soll an dieser Stelle bewußt nicht eingegangen werden, obwohl der Autor sich der Problematik durchaus bewußt ist.) Durch die zwar sinnvolle, aber aufwendige Kombination verschiedener pflanzlicher Proteinquellen lassen sich die beschriebenen Mängel zwar weitestgehend ausgleichen, leichter und effektiver ist es hingegen, pflanzliche Eiweißträger mit tierischen zu kombinieren. Mit solchen Kombinationen, etwa wenn Sie Kartoffel und Ei zusammen verzehren, läßt sich die Wertigkeit des Eiweißes deutlich erhöhen.

Tierische Eiweißquellen enthalten leider oft nicht unerhebliche Mengen Fett. Sie sollten daher immer den fettarmen Proteinquellen Fisch, Geflügel (Ausnahme: Ente) und Rindfleisch den Vorzug geben vor fetthaltigeren wie Schweinefleisch, Ente oder Zubereitungen wie Hackfleischprodukten und Würsten. Vollmilch etwa enthält, ebenso wie gutes Rindersteak, etwa genau soviel Protein wie Fett. Mit jedem Gramm wertvollem Protein, daß Sie zu sich nehmen, nehmen Sie also auch ein Gramm Fett zu sich! Bei „minderwertigeren" Produkten ist die Bilanz oft noch schlechter! Schon alleine deswegen sollten Sie immer versuchen, einen guten Teil Ihres täglichen Eiweißbedarfes aus pflanzlichen Quellen zu decken. Außerdem stehen die Tiere am Ende einer langen Nahrungskette unmittelbar vor uns, d.h. alle Gifte und schädlichen Umwelteinflüsse sind in tierischen Produkten weitaus konzentrierter vorhanden als in pflanzlicher Nahrung.

Eiweiße werden in einem geringen Ausmaß auch als Energieträger herangezogen. Bei starker körperlicher Belastung (oder während Diäten) bezieht der Körper etwa 10 Prozent seines Energieaufkommens aus Protein. Dies geschieht aber nur, wenn ein Mangel am eigentlichen Kraftstoff des Körpers vorliegt, den Kohlehydraten. Eine ausreichende Versorgung mit Kohlehydraten schützt also die Eiweißstrukturen (und damit in nicht unerheblichem Maß die Muskulatur) vor Raubbau.

▶ Kohlehydrate – Energiespender erster Wahl

Wenn die Proteine die Steine sind, aus denen unser Körper zusammengesetzt ist, sind die Kohlehydrate die Energie aller Arbeiter, die dieses Haus bauen, instand halten und funktionieren lassen. Kohlehydrate sind gleichsam das Benzin unseres Lebens. Mit Kohlehydraten bezeichnet man Zucker, die als Einzelmoleküle (Einfachzucker) vorliegen können oder zweifach (Disaccharide), mehrfach (Oligosaccharide) oder vielfach (Polysaccharide) verbunden sein können. Kohlehydrate können vom Körper gespeichert werden. Die Speicherform heißt Glykogen. Neben den Speicherinhalten, die sich in der Leber und in den Muskeln befinden, verfügt der Körper über eine kleine

Menge Blutzucker. Dieser Blutzuckerspiegel ist sehr wichtig für die Energieversorgung des Gehirns und der Muskeln. Sinkt er unter ein gewisses Maß (etwa durch anstrengende Muskelarbeit), werden die Reserven in der Leber mobilisiert, um den Blutzuckerspiegel aufrecht zu halten. Steigt er dagegen zu sehr an, schüttet die Bauchspeicheldrüse Insulin aus, ein sehr starkes Hormon, welches unter anderem bewirkt, daß die überschüssige Energie des erhöhten Blutzuckerspiegels (etwa nach dem „Naschen") in Form von Fett gespeichert wird.

Kohlehydrate finden sich in vielen Nahrungsmitteln. Die einfache Form steckt in Zucker, Weißmehl und sämtlichen Zubereitungsformen dieser Grundstoffe, also auch in Gummibärchen, Toastbrot, Brötchen, Keksen etc., aber auch in vielen süßen, saftigen Obstsorten wie Weintrauben oder Apfelsinen. In letzteren findet sich, wie in allen Obstsorten, Zucker in Form von Fructose. Fructose ist nicht besser und nicht schlechter als normaler Zucker, sie wird nur etwas langsamer verstoffwechselt. Ihr negativer Einfluß auf den Blutzuckerspiegel ist daher nicht ganz so groß wie der von Einfachzucker. Die in Obst enthaltene Fructose wird auch nicht so schnell aufgenommen wie reiner Zucker, weil Obst auch Stärke (Glucosepolymere, Ballaststoffe) und andere Stoffe enthält, welche die Aufnahme verzögern. Einfachzucker hingegen verursacht förmlich ein „Strohfeuer". Er „schießt" schnell ins Blut, erhöht rasch den Blutzuckerspiegel und fordert damit eine Reaktion der Bauchspeicheldrüse heraus. Diese schüttet Insulin aus, um den Blutzuckerwert möglichst schnell wieder anzugleichen. Bei anderen, längeren Glukosemolekülen passiert das nicht. Die einzelnen Glukosemoleküle werden Schritt für Schritt von den langen Ketten abgetrennt und den Verbrauchern zugeführt. Ähnlich wie bei einem guten Kaminfeuer wird die enthaltene Energie gleichmäßig und langfristig freigesetzt. Der Blutzuckerspiegel wird nicht deutlich angehoben, die Insulinausschüttung bleibt im üblichen Rahmen.

Ballaststoffe wiederum sind Glucosepolymere, riesig lange Ketten von Zuckermolekülen, die aufgrund ihrer Länge und Struktur nicht verdaubar sind. Sie werden vom menschlichen Körper unverdaut wieder ausgeschieden. Sie sind aber keineswegs nutzlos, im Gegenteil, sie erfüllen einen sehr wichtigen Zweck innerhalb der Verdauung. Sie verhindern, daß die Nahrungsreste im Dickdarm zu stark komprimiert werden und fördern die natürliche Darmbewegung (Perestaltik). Bei unzureichender Ballaststoffaufnahme wird der Darm träge und transportiert die Nahrungsreste nicht in einer angemessenen Zeit aus dem Körper hinaus. Blähungen, Verstopfung und Überverdauung bis hin zu Autotoxikation (Selbstvergiftung, in diesem Falle durch Resorption von Gär- oder Faulstoffen) und Darmkrebs kann die Folge sein. Darüber hin aus haben Ballaststoffe „eine cholesterinsenkende Wirkung, die vermutlich wirksamer ist als die vermehrte Zufuhr von ungesättigten Fettsäuren."[1]

▶ Fett – wichtig, aber nicht unbedenklich

Wenn Kohlehydrate das Superbenzin des Körpers sind, dann sind die Fette eine Art Diesel oder Heizöl. Fett hat pro Gramm Eigengewicht eine höhere Energiedichte als Kohlehydrate und Eiweiß. Während Kohlehydrate und Eiweiß etwa 4,2 Kalorien pro Gramm enthalten, kommen auf ein Gramm Fett etwa 9 Kalorien. Depotfett (im Körper), aber auch Butter und Margarine haben einen Fettgehalt von etwa 7,2 Kalorien pro Gramm, weil sie mehr Wasser enthalten. Fett scheint also ideal zu sein, wenn schnell große Mengen Energie zugeführt werden sollen. Leider geht diese Rechnung nicht ganz auf. Fette können nicht, wie etwa Kohlehydrate, unmittelbar verstoffwechselt werden. Sie können überhaupt nur bei bestimmten Stoffwechselsituationen als Energiequelle genutzt werden. Zum Abbau von Fett sind große Mengen Sauerstoff notwendig. Wird der Körper so stark belastet, daß er nicht mehr unmittelbar den Sauerstoff, der verbraucht wird, wieder aufnehmen kann, spricht man von einer Sauerstoffschuld. Diese Sauerstoffschuld geht man bereits bei mittleren Belastungen ein. Das ist auch gar kein Problem, weil der Körper Kohlehydrate sowohl mit wie auch ohne Sauerstoff verstoffwechseln kann. Bei Fetten ist dies jedoch unmöglich. In dem Moment, wo man eine leichte Sauerstoffschuld eingeht, schaltet der Körper von der Fettverbrennung um auf die Kohlehydratverbrennung.

Um Fett abzubauen, muß man sich also mit niedriger Intensität (ohne Sauerstoffschuld) bewegen, und das, aufgrund der hohen Energiedichte von Fett, möglichst lange, um auf nennenswerte Umsätze zu kommen. Wenn man eine Zunahme von Körperfett vermeiden möchte, sollte man Fett weitestgehend aus der Ernährung ausschließen. Zwar braucht der Körper eine gewisse Menge Fett, um seinen Bedarf an essentiellen Fettsäure zu decken, aber diese Menge ist mit einem Eßlöffel hochwertigem Speiseöl täglich mehr als gedeckt. Mit den essentiellen Fettsäuren verhält es sich so wie mit den essentiellen Aminosäuren. Der Körper ist auf eine regelmäßige Zufuhr dieser Stoffe angewiesen, sie sind lebensnotwendig. Auch für die Aufnahme und Verwertung bestimmter Vitamine ist eine gewisse Fettzufuhr notwendig. Da aber viele Nahrungsmittel Fett enthalten, ist es nicht notwendig, den Speiseplan

---

[1] Pachlowski, Wolfgang: Power Food – Basisernährung für optimalen Muskelaufbau, Novagenics Verlag, Arnsberg 1990, S. 65

unnötig mit zusätzlichem Fett zu belasten. Im Gegenteil, gerade wegen dieser zwangsläufigen Aufnahme von „unsichtbaren Fetten" sollte man mit allen anderen Speisefetten und Ölen sparsam umgehen und sichtbare „Fettränder" möglichst entfernen, bzw. Speisen meiden, die viel Fett enthalten.

Fette liegen als Triglyzeride vor, das heißt, an ein Glyzerinmolekül sind immer drei Fettsäuren gebunden. Diese Fettsäuren sind relativ lange Verbindungen aus Kohlenstoff, Wasserstoff und Sauerstoff. Der Unterschied zwischen gesättigten, ungesättigten und mehrfach ungesättigten Fettsäuren ergibt sich aus dem Vorkommen und der Häufigkeit von Doppelbindungen zwischen den Atomen der Fettsäuren. Liegen keine Doppelbindungen vor, spricht man von gesättigten Fettsäuren. Bei einer Doppelbindung liegt eine ungesättigte Fettsäure vor, bei mehreren eine mehrfach ungesättigte.

Es gibt aber noch eine weitere Unterscheidung, die für uns wichtig ist. Eine Sonderform der Fette verfügt nur über mittellange Fettsäuren (im Gegensatz zu den langen bei den „normalen" Fetten). Diese Fette heißen „Medium Chain Triglicerides", oder, zu deutsch, mittelkettige Triglizeride. Die Abkürzung MCT's ergibt sich aus dem englischen Namen. MCT's sind unter anderen in Butter enthalten. Aufgrund ihrer chemischen Struktur können sie, ähnlich wie Kohlehydrate, direkt zur Energieversorgung herangezogen werden. MCT's gibt es als Öl in Reformhäusern und Apotheken, aber auch in gutsortierten Sporternährungsgeschäften zu kaufen. Man kann es als Salatöl oder zum Abschmecken verschiedener Gerichte verwenden, nicht jedoch zum Braten, weil es nicht temperaturbeständig genug ist. Manche Sportler verwenden es auch, um in Training oder Wettkampf eine zusätzliche Energiequelle zur Verfügung zu haben.

Eiweiß, Fett und Kohlehydrate sollten in einem ausgewogenen Verhältnis zueinander verzehrt werden. Der Anteil an Protein sollte, vor allem beim sporttreibenden Menschen, bei Schwangeren, Stillenden und Rekonvaleszenten, aber auch bei Menschen, die körperliche Arbeit verrichten, etwa 30 Prozent des Gewichtes der Nahrungsmenge ausmachen. Kohlehydrate sollten reichlich genossen werden, aber immer bilanziert, das heißt nur wenig „Süßes" oder Naschwerk und dafür viel an mittel- und langkettigen Kohlehydraten, die eine gleichmäßige und geregelte Energieversorgung sicherstellen. Der Anteil dieser Gruppe am Gewicht der täglichen Nahrung sollte etwa 55 Prozent betragen. Bei den Fetten sollte man aus den oben genannten Gründen sparsam sein. Etwa 15 Gewichtsprozente sind mehr als ausreichend, sowohl um die Versorgung mit den lebensnotwendigen Fettsäuren zu sichern wie auch um die Speisen vom Geschmack und von der Konsistenz weiterhin appetitlich zu halten. (Versuchen Sie einmal, einen Kuchen ganz ohne Butter oder Margarine zu backen, dann wissen Sie, was ich mit dem letzten Satz meine!)

Wie Sie deutlich erkennen können, nehmen Sie fast ein Viertel Ihrer Gesamtkalorienzahl in Form von Fett zu sich, wenn 15 Prozent des Gewichtes der Nahrungsmittel aus Fett bestehen. Achten Sie daher bitte immer sehr genau auf die Beschriftung der Etiketten. Gerade bei „light" oder „fettarmen" Produkten machen sich die Hersteller diese Differenz oft zu nutze, um verhältnismäßig hohe Fettanteile zu kaschieren. Weitere Hinweise finden Sie im Kapitel „Tips und Tricks".

▶ Wasser – Ohne H_2O geht gar nichts

Auf die Wichtigkeit von Wasser kann gar nicht oft genug hingewiesen werden. Der Mensch besteht zu etwa 70 Prozent aus Wasser. Dieses Wasser hat vielfältige Aufgaben. Wasser hält das Blut flüssig und sichert dadurch die Versorgung mit Sauerstoff und allen Nähr- und Hilfsstoffen. Alle diese Stoffe können nur in Wasser gelöst durch die Zellmembranen „geschleust" werden. Außerdem wird über den Wasserhaushalt die Temperatur des Körpers geregelt. Durch das Schwitzen entsteht ein dünner Wasserfilm auf der Haut, dessen Verdunstungskälte stark kühlend wirkt. Mit dem Schweiß gehen aber auch wichtige Mineralstoffe (Magnesium und Kalium, siehe unten) und Vitamine (C und B1, siehe unten) verloren. Die Folge sind Krämpfe und rapide Leistungsverluste, wenn nicht rechtzeitig Wasser und die verlorenen Stoffe wieder zugeführt werden. Diese Leistungsverluste treten schon bei sehr geringem Wasserverlust auf. Nehmen Sie also immer etwas zu trinken mit, wenn Sie eine der in diesem Buch empfohlenen Ausdauersportarten (oder irgendeine andere) ausüben wollen. Trinken Sie in regelmäßigen Abständen und warten Sie nicht erst auf ein Durstgefühl. Ein paar Schlucke alle 10 bis 20 Minuten, je nach Belastung, schützen Sie zuverlässig vor Wasserverlust und seinen Folgen.

Über Wasser (Urin) werden außerdem auch Stoffwechselendprodukte und Gifte ausgeschieden.

▶ Vitamine – klein, aber oho!

Mit dem Sammelbegriff Vitamine bezeichnet man Stoffe, die ähnlich wie die essentiellen Amino- oder Fettsäuren lebensnotwendig sind. Sie müssen in regelmäßigen Abständen zugeführt werden, weil der Körper sie nicht oder nur in relativ kleinen Mengen speichern kann. „Ein Vitamin ist ein Stoff, dessen Fehlen eine Mangelkrankheit hervorruft, von dem der Körper nur kleinste Mengen benötigt und den er mit der Nahrung aufnehmen muß"[2]. Gerade der letzte Punkt ist von großer Wichtigkeit. Mit unserer bewegungsarmen Lebensweise ging eine deutliche Senkung der täglichen Nahrungsaufnahme einher. Maßnahmen wie Diäten verschlechtern diese Situation zusätzlich. Darüber hinaus hat die fortschreitende Verarbeitung der Lebensmittel zu einer Abnahme der „Dichte" geführt. Vergleichen Sie doch einmal 30 Gramm Schwarzbrot mit 30 Gramm Brötchen. Im einen Fall haben Sie den Bruchteil einer Scheibe Brot, im anderen, je nachdem welchen Bäcker und welche Brötchen Sie bevorzugen, ein bis zwei Brötchen. Wenn Sie sich nun vor Augen führen, das Ihr Frühstück aus zwei dieser Brötchen plus Belag besteht, das des kerngesunden Bergbauernburschen aber aus zwei Scheiben von diesem ungemein dichten Brot samt Belag, können Sie sich leicht ausrechnen, wer mehr Nährstoffe und damit auch mehr Vitamine zu sich genommen hat.

Unter Vitaminen versteht man insgesamt 13 Stoffe, die in die Gruppen fettlöslich und wasserlöslich unterschieden werden. Diese Unterscheidung ist für die Zubereitung von vitaminhaltigen Nahrungsmitteln bzw. deren Verdauung wichtig. Fettlösliche Vitamine können nur in Verbindung mit Fett aufgenommen werden. Schon aus diesem Grund verbietet sich ein völliger Verzicht auf Nahrungsfett (der ohnehin kaum durchführbar wäre). Wasserlösliche Vitamine hingegen können, wie der Name schon sagt, in Wasser gelöst werden. Wenn man Gemüse oder andere Quellen wasserlöslicher Vitamine zulange kocht und das Kochwasser anschließend durch den Abfluß spült, kann man leider davon ausgehen, daß man die Vitamine ebenfalls ausgeschüttet hat.

Nachstehend eine Übersicht über die Vitamine und „Pseudovitamine", d.h. über Stoffe, die vitaminähnlichen Charakter haben, auf welche die oben genannte Definition aber nicht vollständig zutrifft.

Carnithin etwa liegt im Körper normalerweise in verhältnismäßig großen Mengen vor, Linolsäure muß in relativ großen Mengen täglich zugeführt werden. Nichtsdestotrotz braucht der Körper diese Stoffe oder aber er profitiert von einer regelmäßigen Versorgung.

---

[2] Definition für „Vitamine" aus: „Das große Buch der Vitamine", Fit for Fun Verlag, Hamburg 1995

Bezeichnung	Kurzform
Wasserlösliche Vitamine	
Ascorbinsäure	Vitamin A
Thiamin	Vitamin B1
Riboflavin	Vitamin B2
Pyridoxin	Vitamin B6
Cobalamin	Vitamin B12
Pantothensäure	
Niacin (Nicotinsäure)	
Biotin	
Folsäure	
Fettlösliche Vitamine	
Retinol	Vitamin A
Betacarotin	Provitamin A
Calciferol	Vitamin D
Tocopherol	Vitamin E
Pyhllochinon	Vitamin K
„Pseudovitamine"	
Orotsäure	fälschlicherweise Vitamin B13
Inosit	
Liponsäure	
Rutin	fälschlicherweise Vitamin P
Carnithin	fälschlicherweise Vitamin T
Panganinsäure	fälschlicherweise Vitamin B15
Ubichinon	Co-Enzym Q10
Folsäure	fälschlicherweise Vitamin F

Die genannten Vitamine und vitaminähnlichen Stoffe haben eine Vielzahl von Funktionen, die zum Teil noch gar nicht bekannt sind. Um die Wichtigkeit der Vitamine anschaulich zu machen, möchte ich Ihnen an dieser Stelle einen kurzen Überblick über Aufgaben und Quellen der wichtigsten Vitamine geben.

Vitamin A
Schützt Schleimhäute (und damit die Abwehrkräfte) und Augen. Sollte nie pur aufgenommen werden (Vergiftungsgefahr), sondern immer als Provitamin A, d.h. als Betacarotin. Betacarotin ist ein natürlicher Farbstoff, der in allen roten und gelben, zum Teil auch in grünen Pflanzen enthalten ist. Betacarotin kann vom Körper bedarfsgerecht in Vitamin A umgewandelt werden.
Typische Mangelerscheinungen sind Nachtblindheit, Wachstumsstörungen und Hautveränderungen.

Vitamin B1, B2, B6, B12, Pantothensäure, Niacin, Biotin, Folsäure
Fehlen diese Vitamine, werden wichtige Stoffwechselvorgänge im Körper gebremst oder verhindert. Dazu gehören neben dem Fettstoffwechsel auch Muskelaufbau und Erhalt, die Energiebereitstellung durch Fette und Kohlehydrate und die Immunreaktion der Antikörper des Immunsystems. Folsäure spielt eine wichtige Rolle bei der Zellteilung und der Bildung von neuen Zellen. Die oben genannten Vitamine, die teilweise auch wichtig für das Nervensystem sind, kommen besonders häufig in Körnern und Fleisch, aber auch in Milch, Milchprodukten, Soja und Gemüse vor.
Typische Mangelerscheinungen sind bei:
Vitamin B1-Mangel: Müdigkeit, Verdauungsstörungen, Appetitlosigkeit, im Extremfall: Beri-Beri-Krankheit
Vitamin B2-Mangel: Wachstumsstörungen, Haut- und Augenleiden, Mundwinkelrisse
Vitamin B6-Mangel: Störungen des Nervensystems, Hautschäden
Vitamin B12-Mangel: Anämie (Blutarmut)
Pantothensäuremangel: Kaum bekannt
Niacinmangel: Durchfall, rauhe und trockene Haut, Schäden am Zentralnervensystem
Biotinmangel: Trockenheit der Haut, kommt äußerst selten vor
Folsäuremangel: Anämie (Blutarmut), Schleimhautveränderungen, Magen-Darm-Probleme

Vitamin C
Stärkt das Immunsystem und schützt die Haut, außerdem verbessert es die Aufnahme von Eisen. Es kommt vor allem in Zitrusfrüchten und schwarzen Johannisbeeren vor, aber auch in anderem Obst und vielen Gemüsen wie etwa Paprika, Tomaten, Kohl (Blumenkohl und Broccoli) und Kartoffeln.
Typische Mangelerscheinungen sind: Vermehrte Infektanfälligkeit, verzögerte Wundheilung, bei schwerem Mangel kommt es zu Skorbut.

Vitamin D
Vitamin D spielt eine wichtige Rolle bei der Mineralisierung der Knochen und ist daher besonders für Kinder und Jugendliche in der Wachstumsphase, aber auch für alte Menschen (Osteoporose) wichtig. Besonders reiche Quellen sind Hering, Lachs, Makrelen, Aal und Leber. Für die Wirkung des Vitamin D ist das gelegentliche Einwirken der Sonne auf die Haut sehr wichtig.
Typische Mangelerscheinungen sind Wachstumsstörungen, Knochenentkalkung und Rachitis („Englische Krankheit").

Vitamin E
Schützt gegen Arteriosklerose, Herzinfarkt und möglicherweise auch gegen Krebs. Außerdem ist es ein sogenanntes „Antioxidans", das heißt, Vitamin E „fängt" freie Sauerstoffradikale und macht sie mit Hilfe von Vitamin C und Betacarotin unschädlich. Diese freien Radikale sind mitverantwortlich für eine vorzeitige Alterung von Haut und Zellen. Vitamin E kommt reichlich in kaltgepreßten Ölen vor, außerdem in Erbsen und Grünkohl.
Typische Mangelerscheinungen kommen quasi nicht vor.

Vitamin K
Vitamin K schließlich ist wichtig für die Gerinnungsfähigkeit des Blutes. Es kommt in Leber, Salat, Blumenkohl, Tomaten, Milch und Milchprodukten vor. Die typische Mangelerscheinung ist eine verzögerte Blutgerinnung.

Vitamine sollten immer reichlich in allen Speisen enthalten sein. Da man heute selbst die verhältnismäßig niedrigen Dosierungsempfehlungen der DGE (Deutsche Gesellschaft für Ernährung) teilweise gar nicht mit „natürlichen" Lebensmitteln decken kann, empfehle ich die Einnahme eines guten Vitaminpräparates. Dazu später mehr.

▶ Mineralstoffe – Im kleinen und im kleinsten

Mineralstoffe unterscheidet man in Mengenstoffe und Spurenelemente. Mengenstoffe sind Stoffe, die im Körper mit mehr als 50 mg pro Kilo Körpergewicht vorkommen. Als Beispiel sei hier Kalzium angeführt, eine Grundsubstanz der Knochen. Im allgemeinen Sprachgebrauch werden häufig die Mengenstoffe gemeint, wenn man von Mineralstoffen spricht, während die Spurenelemente extra aufgezählt werden. Spurenelemente liegen in kleineren Konzentrationen vor, in Spuren eben.

Dazu Geiß und Hamm[3]: „Spurenelemente werden in drei Gruppen unterteilt: essentielle mit bekannter physiologischer Funktion, solche mit unbekannter Funktion und schließlich toxische (giftige, Erläuterung des Autors) Spurenelemente." Mineralstoffe sind zum Teil Baustoffe im menschlichen Körper, zum Teil haben sie Regel- oder Katalysatorfunktionen.

Spurenelemente: essentiell	Funktion unklar	toxisch
Chrom (Cr)	Cäsium	Blei
Eisen (Fe)	Aluminium	Arsen
Fluorid (Fl)	Lithium	Quecksilber
Jod (J)		
Kobalt (Co)		
Kupfer (Cu)		
Mangan (Mn)		
Molybdän (Mo)		
Selen (Se)		
Zink (Z)		

▶ Die Mineralstoffe

Kalzium

Kalzium ist essentiell für den Aufbau und die Festigkeit von Zähnen und Knochen. Außerdem aktiviert es Enzyme und ist an der Blutgerinnung und der Nervenfunktion beteiligt. Kalziummangel führt zu einer verschlechterten Reizleitung und zu Krämpfen. Kalzium ist sehr wichtig für eine ausreichende Verfestigung des Knochengewebes. Eine ausreichende Kalziumversorgung ist daher besonders für Kinder und Jugendliche in der Wachstumsphase, aber auch für eine Osteoporose-Prophylaxe (Vorbeugung) anzustreben. Dabei muß der Zusammenhang zwischen Vitamin D, Milchzucker und Kalzium beachtet werden. Sowohl das Vitamin D wie auch die Lactose (Milchzucker) verbessern die Kalziumresorbtion bzw. ermöglichen sie erst. Milchprodukte sind hervorragende Kalziumquellen und liefern gleichzeitig Lactose.

---

[3] Geiß, Kurt-Reiner und Hamm, M.: Handbuch der Sportlerernährung, Rowohlt Verlag, Reinbek 1992, S. 143

Chrom

Chrom ist das essentielle Spurenelement für den Kohlehydratstoffwechsel. Chrom wird, in Abhängigkeit von der körperlichen Kondition, mit dem Urin ausgeschieden. Bei Chrommangel treten Symptome wie eine niedrige Glukosetoleranz und ein erhöhter Insulinspiegel auf. Dieses Spurenelement ist daher vor allem für sporttreibende Diabetiker wichtig, weil es schnellen Glukoseverlust während des Trainings vermeiden hilft.

Eisen

Eisen hat als Bestandteil des Hämoglobins eine wichtige Funktion bei der Sauerstoffübertragung. In der Nahrung enthaltenes Eisen wird vom menschlichen Körper relativ schlecht resorbiert, vor allem, wenn es sich um pflanzliche Eisenquellen handelt. Durch Kombination von Fleisch und Vollkornprodukten mit Salat, Paprika und Broccoli (Vitamin C-Quellen) und Obst kann die Resorption von Eisen deutlich verbessert werden. Eine hohe Versorgung mit Eisen ist vor allen für Frauen und Ausdauersportler sehr wichtig. Bei Frauen treten während der Menstruation hohe Eisenverluste auf, bei Läufern und Läuferinnen werden in den Blutgefäßen der Füße rote Blutkörperchen regelrecht „zertreten" und das enthaltene Eisen freigesetzt. Mangelsymptome sind eine verminderte Leistungsfähigkeit, die sich im wesentlichen durch Müdigkeit, Konzentrationsschwächen, schneller Übersäuerung der Muskeln, Schlaflosigkeit und Kreislaufproblemen äußert. In schweren Fällen kann es zu einer sogenannten „Eisenanämie" kommen.

Kalium

Kalium wirkt im Gegensatz zu Natrium entwässernd und liegt im wesentlichen in den Zellen vor. Beim Sport kann es durch Schweißverluste schnell zu einem Kaliummangel kommen. Dieser macht sich durch Muskelschwäche und in schweren Fällen auch durch Herzfunktionsstörungen bemerkbar. Gute Kaliumquellen sind neben Trockenobst frische Früchte, Kartoffeln und Gemüse.

Magnesium

Magnesium liegt, ähnlich wie Kalium, hauptsächlich im intrazellulären Raum vor. Eine der wichtigsten Funktionen von Magnesium ist die Aktivierung von Enzymen für die Verstoffwechselung von Eiweiß, Kohlehydraten und Fetten. Außerdem ist Magnesium wesentlich an der Reizleitung von Nervenimpulsen zu den Muskelzellen beteiligt. Folglich besteht bei Magnesiummangel die Gefahr von Muskelkrämpfen. Die wichtigsten Quellen sind Vollkornprodukte, Kartoffeln, grüne Gemüse, Milchprodukte, Fisch, Fleisch und Milch (-produkte). Beim Obst haben Bananen und Beeren einen nennenswerten Magnesiumgehalt. Trotz dieser vergleichsweise üppigen Versorgungslage kann es, ähnlich wie beim Kalium, durch hohe Schweißverluste relativ schnell zu einer Mangelsituation kommen.

Natrium
Natriumchlorid, sprich Kochsalz, ist die wichtigste Quelle für Natrium und Chlorid. In den westlichen Industrieländer liegt die durchschnittliche tägliche Aufnahme mit circa 10 Gramm über der empfohlenen Menge von 5-7 Gramm bei normaler körperlicher Betätigung. Mangelerscheinungen sind daher selten.

Über die Konzentration von Natrium und seinem Gegenspieler Kalium wird das Flüssigkeitsgleichgewicht zwischen intra- und extrazellurärem Raum gesteuert. Bei einer fortgesetzten übermäßigen Natriumaufnahme kann Bluthochdruck entstehen. Außerdem bindet Natriumchlorid ein Vielfaches seines Eigengewichtes an Wasser, vor allem zwischen den Zellen und unter der Haut. Bei der Bemessung der Natriumaufnahme muß neben der tatsächlich zugesetzten Menge an Kochsalz auch der zum Teil sehr hohe Salzgehalt von Konserven und Fertiggerichten berücksichtigt werden.

Phosphor
Phosphor ist essentiell für die Verwertung von Eiweiß, Kohlehydraten und Fetten. Besonders beim Transport von Fetten zu den Mitochondrien spielt Phosphor eine wichtige Rolle. Außerdem läuft ein wesentlicher Teil der intrazellulären Energiegewinnung über die sogenannten energiereichen Phosphate ATP (Adenosintriphosphat) und KP (Kreatinphospat). Phosphate werden im allgemeinen mehr als ausreichend mit der Nahrung aufgenommen. Wichtige Quellen sind unter anderem Milch, Milchprodukte und Fleisch.

Selen
Wenn man Vitamin D ein fettlösliches Antioxidans nennen will, handelt es sich bei Selen um ein wasserlösliches Antioxidans. Ein Antioxidans verhindert die schädigende Wirkung sogenannter freier Radikale, wie etwa die verderbliche Wirkung von freien Sauerstoffmolekülen auf Lipide (Fette), und beugt so der Denaturierung von Zellen und Zellbestandteilen vor. Außerdem hat Selen, ähnlich wie Vitamin C, einen positiven Einfluß auf das Immunsystem des Körpers. Selen kommt in Eiern, Milch und Milchprodukten, Fisch, Leber und Nieren, Reis und Gerste vor.

Zink

Genau wie Selen ist Zink ein Antioxidans und darüber hinaus an der Aktivierung zahlreicher Enzyme beteiligt. Außerdem hat Zink ebenfalls positiven Einfluß auf das Immunsystem. Daher führt Zinkmangel neben allgemeinen Befindlichkeitsstörungen oft zu vermehrter Infektanfälligkeit und einer verzögerten Wundheilung. Zink ist reichlich enthalten in Fisch, Leber, Körnern und Milchprodukten.

▶ Kalorien – Irreführender Meßwert

Viele Menschen quälen sich seit Jahrzehnten mit umständlichem Kalorienzählen. Frauke erzählte uns: „Nach der zweiten Diät begann ich sogar, die Kalorientabellen auswendig zu lernen, damit ich schon beim Einkaufen eine Übersicht hatte, wieviel ich am Tag zu mir nahm. Auf die Zusammensetzung der Nahrung habe ich dagegen kaum geachtet. Als immer mehr kalorienreduzierte Lebensmittel auf den Mark kamen, war ich anfangs sehr froh, weil ich endlich wieder etwas mehr essen konnte. Dann hat mich die Diskussion über möglicherweise krebserregende Zuckeraustauschstoffe erneut verunsichert."

Verunsicherung herrscht vor, sobald man diese „Heilige Kuh" Kalorie etwas kritischer hinterfragt. Für viele Ökotrophologen (Ernährungswissenschaftler) ist das Buch „Zusammensetzung der Lebensmittel", eine Übersicht über den Kaloriengehalt sämtlicher Lebensmittel, das Handbuch schlechthin.
Wissen Sie, wie man den Kaloriengehalt von Lebensmitteln ermittelt? Ich will es Ihnen verraten. In einem Edelstahlzylinder, der sogenannten „Berthelotschen Bombe" wird eine bestimmte Menge eines Lebensmittels in einen kleinen Zylinder von etwa Fingerhutgröße gepreßt und anschließend mittels eines Glühdrahtes, ähnlich dem in einer Glühbirne, verbrannt. Die gesamte Apparatur ruht während dieser Prozedur in einem Wasserbad. Während des Verbrennens erwärmt sich der Edelstahlzylinder, der in etwa die Größe einer kleinen Thermosflasche hat, und gibt diese Wärme an des Wasser weiter. Eine Kilokalorie ist der physikalische Wert für die Menge Energie, die notwendig ist, um einen Liter Wasser von 14,5 auf 15,5 Grad Celsius zu erwärmen. Um nun auf den physiologischen Brennwert zu kommen, ermitteln Wissenschaftler die entsprechende Menge an Kot und Urin und verbrennen diese ebenfalls in ihrem Öfchen, um den physikalischen Wert der „Restmenge" zu erhalten, das heißt, derjenigen Nahrungsbestandteile, die der Körper nicht aufgenommen hat. Dieser zweite physikalische Wert wird von ersten abgezo-

gen und schon erhält man den vermeintlichen physiologischen Brennwert des Nahrungsmittels.

Wenn Sie jetzt auch nur oberflächlich in Kapitel 5: „Einführung in den menschlichen Stoffwechsel" schmökern oder sich anderweitig ein wenig mit den ungeheuer komplexen Stoffwechselvorgängen im menschlichen Körper vertraut machen, werden Sie schnell feststellen, daß die „Verbrennung", besser gesagt die Oxidation im Körper herzlich wenig mit dem oben beschriebenen physikalischen Vorgang unter Laborbedingungen zu tun hat. Zu viele Einflußfaktoren, wie etwa die individuelle Stoffwechselgeschwindigkeit oder die Kombination und Menge der aufgenommenen Lebensmittel, beeinflussen die tatsächliche Verwertung.

Ebenso irreführend sind die Tabellen, aus denen man den Kalorienverbrauch bei bestimmten Tätigkeiten ersehen kann. Diese Tabellen arbeiten einerseits, genau wie die Lebensmitteltabellen, mit Durchschnittswerten, andererseits lassen sie jede individuelle Kondition außer acht. Wir haben schon im Kapitel „Was ist eigentlich Übergewicht?" festgestellt, daß es Menschen gibt, die kaum etwas essen und trotzdem immer schwerer werden und umgekehrt. Der Grundumsatz in Ruhe kann, so haben amerikanische Forscher 1987 herausgefunden, zwischen 1200 und 2600 Kilokalorien (wie die korrekte Form des Kürzels „Kalorien" eigentlich heißt) liegen und ist vom Körpergewicht völlig unabhängig. Gleiches gilt dann natürlich auch für die Arbeitsumsätze. Ein durchtrainierter Athlet verbraucht beim Rasen mähen, Geschirr spülen oder beim Fünf-Kilometer-Lauf einfach weniger Energie als ein Mensch, der untrainiert und übergewichtig ist. Der Sportler arbeitet ökonomischer und spart viel Energie ein. Außerdem nutzt er seine Energiequellen anders als der unsportliche Mensch. Dazu Rolf: „Völlig frustrierend. Mein Trainingspartner kommt, wenn wir eine Viertelstunde auf dem Fahrradergometer trainieren, überhaupt nicht außer Atem, obwohl wir beide mit gleicher Belastung und gleicher Geschwindigkeit fahren. Er schwitzt auch weniger. Ich hingegen bin nach 10 Minuten schon völlig ausgepowert und habe das Gefühl, ich habe das gesamte Trainingsprogramm bereits hinter mir. Und das, obwohl uns die beiden identischen Geräte einen identischen Kalorienverbrauch bescheinigen. Ich versteh' das nicht."

Ist aber eigentlich ganz einfach. Rolfs Freund ist fitter und verbraucht weniger Energie, weniger Sauerstoff und weniger Wasser als Rolf. Die Fahrräder zeigen einen gleichen Energieverbrauch an, weil sie gar nicht den Energieverbrauch messen (wie sollten sie auch, über Drucksensoren in den Pedalen und im Sattel oder durch Zauberkraft?), sondern den Energie-Input, den die beiden in die Geräte hineinstrampeln. Die Fahrradergometer berechnen den Quotienten aus dem eingestellten Widerstand und den Pedalumdrehungen pro Minute und drücken diesen Wert, der eigentlich ein Kilowatt-Wert ist, in Kilokalorien umgerechnet aus, weil ja die Kalorie unsere „liebste" Einheit ist. Das Rolf viel mehr Kilokalorien, oder besser und weniger verwirrend, Energie aufwenden muß, um die gleiche Kilowattleistung zu erbringen, als der deutlich besser trainierte Freund, bleibt bei der vom Gerät gemachten Aussage völlig unberücksichtigt.

Auch der höhere Kalorienwert von Fett (gegenüber Kohlehydraten) hat nicht die Aussagekraft, die ihm manche Ernährungswissenschaftler beimessen. Fett hat zwar einen höheren physiologischen Brennwert als Kohlehydrate, trotzdem können wir Fette nicht als idealen Energiespender einsetzten. Die Verstoffwechselung von Fett ist deutlich komplizierter und energieaufwendiger als die von Kohlehydraten. Bei der Freisetzung von einem Gramm Depotfett mit einem physiologischen Brennwert von etwa 7,1 Kilokalorien gehen knapp zwei Kalorien verloren. (Außerdem kann Fett, wie wir im nächsten Kapitel lernen, nur bei einer positiven Sauerstoffbilanz zur Energiegewinnung herangezogen werden. In der Praxis heißt das, daß wir die Kalorien der Kohlehydrate bei jeder Form der Belastung verwerten können, die des Fettes nur bei bestimmten Belastungen.) So verringert sich also der scheinbar große Vorteil der Fette, ein Energieträger mit hoher Dichte zu sein, in einen klitzekleinen Vorteil, der auch nur unter bestimmten Bedingungen zum Tragen kommt.

Wenn wir abnehmen wollen, sollten wir Fette nicht so sehr wegen ihrer hohen Energiedichte meiden, sondern mehr aus dem Grund, daß Nahrungsfette nicht direkt als Energiespender herangezogen werden können. Sie müssen nach der Aufnahme immer zuerst in die Fettdepots, damit man sie dort später wieder abgerufen kann. Unterbleibt dieses Abrufen, werden die Depots größer und größer und...

Mehr dazu in Kapitel 5: „Einführung in den menschlichen Stoffwechsel".

▶ Zuckeraustauschstoffe und „Light"-Produkte

Am Schluß dieses Kapitels ein paar Worte zu Süßstoffen und damit zubereiteten Produkten. Obwohl diese Produkte auf den ersten Blick sinnvoll erscheinen, halten sie bei weitem nicht, was sie versprechen. Ich möchte hier von der eventuell krebserregenden Wirkung von Süßstoffen gar nicht reden. Die Untersuchungen, die dieser Hypothese vorausgingen, wurden mit Laborratten durchgeführt. Die armen Tiere bekamen solch große Mengen der Süßstoffe zugeführt, daß sie vermutlich auch an vergleichbar großen Mengen

Muttermilch oder reinem Wasser erkrankt wären. Wie schon die alten Griechen wußten: Die Menge macht das Gift...

Nein, das Leid mit diesen Stoffen ist auch so schon groß genug. Sie haben einfach zu viele Nachteile. Der gravierendste Nachteil, in meinen Augen, ist der, daß sie den (bisweilen gerechtfertigten) Süßhunger nicht stillen. Der süße Geschmack, den wir uns im Laufe der Zeit angewöhnt haben und den wir nicht mehr missen möchten, bleibt unverändert. Dabei ist es gar nicht so schwer, sich ein wenig umzustellen. Wenn Sie Ihren Süßigkeitenkonsum über mehrere Wochen allmählich herunterschrauben und gleichzeitig den Eigengeschmack von gesunden, ungezuckerten Lebensmitteln entdecken, haben Sie eine gute Chance, sowohl die Gesamtmenge an Süßigkeiten, die Sie verzehren, deutlich zu reduzieren, wie auch die wenigen Leckereien, die Sie sich gelegentlich durchaus gönnen sollten, um so mehr schätzen zu lernen. Man muß Schokolade nicht gleich tafelweise essen, um sie zu genießen. Wenn Sie die Finger von einer einmal angebrochenen Tafel nicht mehr weglassen können, kaufen Sie erst gar keine Tafeln mehr. Kaufen Sie statt dessen ein oder zwei richtig leckere Pralinen. Oder irgend etwas ähnliches. Kleine Menge, aber superlecker. Steigen Sie nicht auf mit Süßstoffen gesüßte Ersatzprodukte um, von denen Sie genau soviel oder gar mehr essen als zuvor. Befreien Sie sich von alten Gewohnheiten. Mit Süßstoff gesüßte Leckereien haben zwar oft weniger Kohlehydrate, aber dafür meist einen unverändert hohen Fettgehalt. Sie tun sich keinen Gefallen damit.

Langzeituntersuchungen bei Amerikanern haben ergeben, daß bei Menschen, die auf Süßstoffprodukte umsteigen, das Körpergewicht oft etwas zurückgeht, um dann aber auf lange Sicht eher noch schneller anzusteigen. Es sind kaum Fälle bekannt, in denen Menschen mit Hilfe solcher Produkte langfristig abgenommen hätten. Sie neigten dazu, mehr zu essen, weil der Kohlehydrathunger, der durch einen Abfall des Blutzuckerspiegels entsteht, durch Süßstoffe nicht befriedigt wird. Oft aßen sie zusätzlich zuckerhaltige Lebensmittel. Eigentlich eine ganz normale Reaktion. Außerdem griffen sie in allen Fällen, in denen keine Süßstoffprodukte zur Verfügung standen, zu unverändert hohen Mengen an anderen, herkömmlichen Leckereien.

Wenn man bedenkt, daß Saccharin, ein sehr populärer Süßstoff, im Tierfutterbereich als Mastmittel eingesetzt wird, wundert man sich vielleicht nicht mehr über scheinbar paradoxe Situationen...

Auch fettreduzierte Lebensmittel sind nicht der Weisheit letzter Schluß. Es gibt viele natürliche fettarme Lebensmittel. Bei fettreduzierter Margarine wird ein ohnehin schon mit hohem technischen Aufwand hergestelltes und daher sicher nicht „vollwertiges" Lebensmittel mit noch mehr Technik erst halbiert, dann wird die fehlende Menge mit Wasser aufgefüllt. Da Fett und Wasser, chemisch gesehen, auf dem Kriegsfuß stehen, müssen sie durch die Zugabe von sogenannten Emulgatoren künstlich miteinander verbunden werden. Sie bezahlen im Endeffekt nicht den Produktwert, sondern die hohen Kosten für die aufwendige Verarbeitung, die das Produkt aber nicht etwa besser gemacht hat. Nüchtern betrachtet, bezahlen Sie für die halbe Menge Produkt und einen Schluck Wasser einen deutlich höheren Preis als bei regulärer Margarine. Bei Butter wird genauso vorgegangen, nur mit dem Unterschied, daß Butter eigentlich ein hochwertiges Naturprodukt ist, das durch all diese Prozesse entwertet wird.

Wenn ich Ihnen jetzt noch verrate, daß Sie der Kubikmeter Wasser, den Sie mit fettreduzierter Margarine oder Butter irgendwann erworben haben, etwa 7000 Mark kostet, brauche ich vermutlich gar nichts weiteres mehr zu erzählen. Schauen Sie doch mal auf Ihrer letzten Wasserrechnung nach, wieviel Sie normalerweise pro Kubikmeter bezahlen. Selbst wenn Sie über 1000 Flaschen Mineralwasser zum Stückpreis von einer Mark kaufen, kommen Sie viel billiger weg. Und Mineralwasser wollten Sie doch jetzt viel häufiger trinken, oder?

▶ Checkliste: Grundlagen der Ernährung

1 Achten Sie auf eine ausreichende Eiweißzufuhr. Decken Sie Ihren Proteinbedarf nicht nur aus tierischen Quellen. Versuchen Sie, „hochwertige" Proteinquellen zu nutzen, d.h. solche mit einem möglichst geringen Fettanteil und hoher biologischer Wertigkeit.

2 Nehmen Sie ausreichend Kohlehydrate zu sich. Vermeiden Sie dabei Einfachzucker und Weißmehl und geben Sie Quellen bilanzierter, längerkettiger Kohlehydrate den Vorzug. Achten Sie auf eine ausreichende Versorgung mit Ballaststoffen.

3 Trinken Sie mindestens zwei Liter Wasser täglich. Warten Sie nicht erst auf das Durstgefühl, sondern trinken Sie in regelmäßigen Abständen ein Glas Mineralwasser oder Heilwasser, um wirklich ausreichend und gleichmäßig versorgt zu sein.

4 Meiden Sie „leere" Kalorien wie etwa Weißbrot oder Süßigkeiten, die kaum Eiweiß, bilanzierte Kohlehydrate, Vitamine und Mineralstoffe enthalten. Reichern Sie anstelle dessen Ihre Ernährung mit hochwertigen Lebensmitteln an, die ihr Geld wirklich wert sind, wie etwa mit Obst, Gemüse, Vollkornprodukten, Fisch, Geflügel, magerem Fleisch und ähnlichem.

5 Essen Sie nicht zuwenig. Sie bremsen damit Ihren Stoffwechsel aus und enthalten Ihrem Körper wichtige Nährstoffe vor, vor allem Proteine, bilanzierte Kohlehydrate, Vitamine und Mineralstoffe. Essen Sie in Übereinstimmung mit Ihrem Gesamtnahrungsbedarf und Ihrem Stoffwechseltyp.

6 Vergessen Sie Ihre Kalorientabellen. Hören Sie auf, Kalorien zu zählen. Ermitteln Sie Ihren persönlichen Nährstoffbedarf. Verlassen Sie sich dabei eher auf Ihr Gefühl als auf irgendwelche Durchschnittswerte oder Idealtypen. Befolgen Sie die Ratschläge 1-5 und steigern Sie Ihr Aktivitätslevel.

7 Noch mal, und immer wieder. Meiden Sie Nahrungsfette, wo es nur geht. Überschüssiges Fett in der Ernährung wird zu überschüssigem Fett an Ihrem Körper! Prüfen Sie „Light"-Produkte und Süßstoffe vor dem Kauf sorgfältig. Im Zweifelsfalle sollten Sie Ihr Geld lieber in hochwertigere „natürliche" Lebensmittel investieren.

KAPITEL 4

DIE INDIVIDUALITÄT DES STOFFWECHSELS

Die verschiedenen Stoffwechseltypen
Der schnelle Stoffwechsel
Der langsame Stoffwechsel
Der mittlere Stoffwechsel

55

Es ist wohl kein Geheimnis, daß jeder Mensch eine Vorliebe für das eine oder andere Lebensmittel hat. Freunde, ja sogar langjährige Lebenspartner diskutieren oft über das ideale Restaurant, und häufig geht es ihnen darum, auf welche Speisen sich das Lokal spezialisiert hat. Frauke etwa entwickelte eine Vorliebe für Salatbuffets und greift dort besonders gerne zu Nudel- oder Kartoffelsalaten. Beim Italiener wählt sie meistens Pasta, und zuhause läßt sie bisweilen eine Mahlzeit ganz ausfallen und greift lieber zu einem Stück Obst. Nicht, daß sie nicht gerne kocht, aber der Gedanke an eine große Mahlzeit mit viel Fleisch reizt sie einfach nicht. Rolf ist das genaue Gegenteil. Er liebt Steakhäuser und findet auch in jedem anderen Restaurant (außer in einem rein vegetarischen) immer ein Gericht mit einer großen Portion Fleisch. Im Steakhaus oder beim Spanier lachen ihn besonders die großen Rib-eye-Steaks oder die Filets an. Meistens bestellt er sie „englisch" (seine Frau sagt immer „Roh, igitt!"). Die Beilagen interessieren ihn nicht so besonders. Eine schöne Folienkartoffel mit Sauerrahm ist in Ordnung, den kleinen Beilagensalat aber, der mit dem Steak kommt, läßt er meistens stehen.

Die meisten Menschen ahnen nicht einmal, daß diese persönlichen Vorlieben ein erster Hinweis für die Art und Weise ist, wie unser Körper die Nahrung verwertet. Meistens ist das, worauf wir Hunger haben, auch das, was uns am besten bekommt. Schon aus diesem Grund sind allgemeine Diätpläne oberflächlich und ungenau. Die denkbar gesündeste Zusammenstellung, ergänzt mit Vitaminen und Mineralstoffen, kann für Sie persönlich die Ursache von Unwohlsein, Stoffwechselproblemen und, im Extremfall, sogar Krankheit sein, wenn sie nicht genau auf Ihren persönlichen Stoffwechseltyp abgestimmt ist. Auch deswegen ist es mir sehr wichtig, daß Sie sich selbst wieder besser kennenlernen, etwa durch Yoga Ihre Selbstwahrnehmung verbessern, durch den Sport Ihren Körper wieder spüren und erleben und durch maßvolles und genußmittelarmes Essen Ihren Organen Gelegenheit geben, Ihnen Signale zu senden, die Ihnen Aufschluß über Ihre tatsächlichen Bedürfnisse geben.

▶ Die verschiedenen Stoffwechseltypen

Man unterscheidet drei unterschiedliche Stoffwechselgrundtypen voneinander. Im folgenden möchte ich Ihnen diese Typen kurz vorstellen und Ihnen ein paar Informationen liefern, wodurch sie sich voneinander unterscheiden und welche Konsequenzen das für ihre Ernährung hat.
Vielleicht können Sie sich aufgrund dieser Informationen schon einer der drei Gruppen zuordnen und finden den einen oder anderen Fehler, den Sie in diesem Zusammenhang begehen. Sie können sich auch von Ihrem Arzt oder einem ausgebildeten Trainer diesbezüglich beraten lassen. Es gibt Testverfahren, die eine genaue Bestimmung des Stoffwechseltyps erlauben, und Ernährungsprogramme, die auf dieses Ergebnis abgestimmt sind. Amerikanische und belgische Firmen bieten Vitamin/Mineralstoff/Enzymtabletten an, die in ihrer Zusammensetzung darauf abgestimmt sind, den individuellen Stoffwechsel zu unterstützen und gegebenenfalls ein wenig von extremen Dispositionen wegzulenken. Leider hängt die deutsche Lebensmittel- und Pharmaindustrie in diesem Punkt weit hinterher.
Die Mehrheit der Menschen ist in Bezug auf ihre Ernährung eine Art „Allesfresser", während etwa 15 Prozent mehr oder weniger Fleischfresser sind und etwa 15 Prozent eher als Vegetarier gelten können. Das angeborene Charakteristikum, das zu dieser Verteilung führt, ist die Schnelligkeit, mit welcher der Stoffwechsel Nahrungsmittel umsetzen kann. Fleischfresser sind sehr schnelle Verwerter, Vegetarier langsame, und Allesfresser mittelschnelle Verwerter. Es genügt daher nicht, täglich eine gemischte Diät aus den fünf Hauptgruppen

Fleisch, Körnern, Obst und Gemüse und Milchprodukten zu sich zu nehmen. Mittlere Verwerter können natürlich mit solch einer Diät ganz gut fahren, aber nur etwa zwei Prozent sind wirklich reine mittlere Verwerter mit perfekt ausbalancierten Stoffwechseln. Die meisten haben Tendenzen zur einen oder zur anderen Seite. Es ist sehr wichtig, daß man sich vor Augen führt, daß keiner dieser metabolischen „Stile" der einzig Wahre ist. Die Behauptung, ein vegetarischer Lebensstil sei der einzig gesunde oder eine eiweißreiche Kost sei für jeden absolut notwendig, steht im krassen Gegensatz zum Prinzip der individuellen Ernährung.

▶ Der schnelle Stoffwechsel

Menschen mit einem schnellen Stoffwechsel verdauen ihre Nahrung sehr schnell, die Verweildauer der Lebensmittel im Körper ist sehr kurz. Deshalb brauchen sie viel Protein und langkettige Kohlenhydrate. Die kurzkettigen Kohlenhydrate aus Nudeln, Obst und Süßigkeiten rasen nur so durch ihren Stoffwechsel hindurch und lassen sie hungrig und ohne Energie zurück. Weil sie so schnell verdauen, bekommen schnelle Verwerter sehr rasch wieder Hunger, wenn sie nur Obst und Gemüse essen. Diese Kohlenhydratquellen sind oft schneller verstoffwechselt als das Hungergefühl des Essers befriedigt ist. Schnelle Verwerter neigen daher zu Übergewicht, weil sie unbewußt ständig zuviel essen.

Aufgrund der kurzen Verweildauer werden die Proteine aus den Lebensmitteln nur zu einem kleinen Teil aufgenommen. Personen mit einem schnellen Stoffwechsel bauen daher nicht so schnell Muskeln auf wie andere Menschen. Wegen der großen Nahrungsmenge, die sie umsetzen, nehmen sie auch einen hohen Menge an Begleitfetten auf und neigen daher zu einem leicht erhöhten Unterhautfettgewebeanteil. Sie sollten sehr darauf achten, daß sie ihren Hunger mit fettarmen Lebensmittel stillen.

Die gesteigerte Stimulation des Magens, seines Salzsäurepegels, des Pepsins und anderer digestiver Faktoren bedeutet, daß der schnelle Verwerter Nahrung rascher umsetzen kann. Durch diese bessere Verarbeitung kann der Speisebrei dann die Därme viel schneller passieren. Meistens nehmen schnelle Verwerter von selber mehr Nahrung in Form von langsam abbaubaren Bestandteilen wie Proteinen und Fetten zu sich. Ideale Proportionen für ihre Diät sind 35-40 Prozent[1] Kohlenhydrate, bis zu 40 Prozent Protein und maximal 25 Prozent Fett.

[1] Alle Prozentangaben in diesem Kapitel beziehen sich auf den Kaloriengehalt, nicht auf das Gewicht

Ein Vorschlag für die Nährstoffverteilung für Menschen mit einem schnellen Stoffwechsel sieht wie folgt aus:

- 35% Kohlenhydrate
- 40% Eiweiß
- 25% Fett (max.)

Natürlich gibt es auch hier wieder Schwankungen. Ein Individuum auf der ganz rechten Seite des Schneller-Verwerter-Spektrums wäre fast ein reiner Fleischfresser. Je näher jedoch ein Mensch dem Mittlerer-Stoffwechsel-Teil der Skala kommt, desto schwieriger wird seiner ideale Ernährung zu bestimmen sein. Genau wie bei den mittleren Verwertern haben die Leute, die sich genau auf der Grenze befinden, die meisten Probleme mit ihrer Verdauung, ihrer Energie und ihrem Wohlbefinden. Obwohl sicher immer verschiedene Umstände zusammen kommen müssen, um einen Menschen krank zu machen, kann man bei den schnellen Verwertern dennoch einen Trend hin zu Krankheiten ausmachen, die mit einer Unterstimulation der Drüsen und Organe in Zusammenhang stehen – als Resultat einer parasymphatischen Dominanz. Man findet bei diesen Personen oft Osteoporose, Disbalancen im Kalziumhaushalt, eine Überfunktion der Schildrüse, Ödeme, allergisches Asthma, Heuschnupfen, Magengeschwüre, gesteigerte Schleimproduktion, einen langsameren Herzschlag und einen zu niedrigen Blutdruck. Die schnellen Verwerter neigen eher zu Durchfall als zu Verstopfung und werden aufgrund ihrer niedrigen Herzfrequenz eher ohnmächtig.

Die Neigung der schnellen Verwerter zu einer sauren Stoffwechsellage – metaboler Acidose – prädestiniert sie für Arthritis, einer entzündlichen Krankheit der Gelenke. In Bevölkerungsgruppen, die aus religiösen oder anderen Gründen Vegetarier sind, ist Arthritis extrem selten. Menschen, die schnelle Verwerter sind und daher gerne viel Fleisch essen, haben oft einen sehr hohen Pegel an Stoffwechselsäuren. Fleischfresser leiden auch oft unter Gicht, einer anderen Form von Arthritis. Die Krankheit entsteht durch eine Anhäufung von Harnsäure im Körper. Eine Entgiftung ist der erste wichtige Schritt in der Bekämpfung der Arthritis. Ein Diätwechsel weg vom tierischen Protein hin zu einer gemüsereichen Kost hilft dem Körper, einen Großteil der Bakterien und der anderen Nebenprodukte, die entstehen, wenn viel Fleisch in den Därmen ist, abzubauen und den pH-Wert wieder in die Balance zu bringen. Weil dies für den schnellen Verwerter nicht ganz einfach ist, er braucht ja viel Protein, ist es wichtig, die Säuren mit Nahrungsergänzungen (Supplementen) zu neutralisieren und ihm Alternativen für rotes Fleisch und andere tierische Proteine zu zeigen.

Auf der anderen Seite haben echte schnelle Verwerter fast immer ausgezeichnete Cholesterin- und Triglyzeridwerte. Sie brauchen drei kräftige Mahlzeiten am Tag, vor allem ein gutes Frühstück als Grundlage für den Tag. In diesem Frühstück sollte auch Protein in Form von Eiern, Käse, Quark, Tofu oder Aufschnitt (etwa magerer Schinken) enthalten sein. Falls jemand Müsli vorzieht, sind Granolamischungen eine gute Wahl. Das traditionelle englische Frühstück mit Hering oder Sardinen ist auch gut geeignet. Bei der Wahl der Proteinquellen sollte man sich immer vor Augen halten, daß die meisten Fleischsorten viel Fett enthalten. Wenn Fleisch aus Freihaltung erhältlich ist, ist dies sicher erste Wahl, weil es Protein von hoher biologischer Wertigkeit enthält. Verschiedene Studien weisen darauf hin, daß der Verzehr von Fisch ein guter Schutz gegen Herzkrankheiten darstellt. Wenn man eine eher vegetarische Ernährung bevorzugt, sind Tofu und Milchprodukte gute Proteinquellen. Bei den Gemüsen sind Blumenkohl, Wurzelgemüse, Mais, Pilze und Kürbisse zu empfehlen. Wegen ihres Pektingehaltes sind Äpfel ein für den schnellen Verwerter gut geeignetes Obst. Früchte wie Bananen und Weintrauben eignen sich dagegen nicht so gut für diesen Speiseplan

Ein Ziel dieser Ernährung muß sein, den sauren Stoffwechsel des schnellen Verwerters zu neutralisieren, und wo immer es möglich ist, sollten die notwendigen Vitamine in einer alkalischen Form zugeführt werden. Es ist ausgesprochen wichtig, Vitamin C als an Kalzium, Kalium oder Magnesium gebundene Form einzunehmen. Ascorbinsäure, die Form, in der Vitamin C normalerweise angeboten wird, ist ein Säuerungsmittel (wird daher oft zur Konservierung benutzt). B-Vitamine sind ebenfalls sehr sauer, und der schnelle Verwerter bekommt meistens schon genug von ihnen, weil er viel Fleisch ißt. Ein Überangebot an diesen Vitaminen führt oft zu einer weiteren Beschleunigung des Stoffwechsels und damit zu Hunger und Nervösität. Diese Menschen brauchen also keine zusätzlichen B-Vitamine, besonders kein Thiamin, welches den Kohlenhydratstoffwechsel beschleunigt. Ungefähr 10 mg von jedem B-Vitamin, der übliche Tagesbedarf, ist alles, was sie benötigen. Schnelle Verwerter sind aber auf zusätzliche Vitamin-A-Gaben angewiesen, weil ihre normale Ernährung nicht viel davon enthält. Außerdem braucht der schnelle Verwerter Vitamin E als Antioxidans und Biotin, Cholin und Inositol als lipotrophe Faktoren, d. h. für den Fettstoffwechsel.

Sie emulgieren Fette und Cholesterin, so daß diese leichter verstoffwechselt werden können. In einer stark fleischhaltigen Diät sind sie von großer Bedeutung. Der schnelle Verwerter braucht alle Minerale, aber Zink und Kalzium sind für ihn besonders wichtig, gefolgt von, in absteigender Reihenfolge, Kupfer, Mangan, Magnesium und Phosphor. Normalerweise haben diese

Menschen genug Säuren und Bauchspeicheldrüsenenzyme, um die schwer zu verstoffwechselnde Kost aufzunehmen Zusätzliche Gaben an digestiven Enzymen und Säureverstärkern sind daher nicht notwendig.

▶ Der langsame Stoffwechsel

Menschen mit einem langsamen Stoffwechsel hingegen liegt eiweiß- und fettreiche Nahrung wie ein Stein im Magen. Sie brauchen einfach zu lange, um diese „schweren" Nahrungsmittel zu verdauen. Sie würden sich besser mit viel Obst und Gemüse ernähren, weil die darin enthaltenen kurzkettigen Kohlenhydrate schneller verstoffwechselt werden können. Der Appetit dieser Menschen wird damit völlig zufriedengestellt. Wenn sie große Mengen Eiweiß essen, kann der Körper es nicht nur nicht schnell genug verdauen, er kann es noch nicht einmal schnell genug wieder ausscheiden. Dann besteht die Gefahr, daß der Speisebrei im Darm verdirbt und dabei Giftstoffe freigibt, die gefährlich sein können (Autotoxikation). Eine Diät, die sowohl komplexe Kohlenhydrate aus Gemüse enthält, wie auch welche aus gemahlenem Getreide, die schneller aufgenommen werden als die aus ganzen Körnern, paßte optimal zum langsamen Stoffwechsel. Die Anteile an Fett und Eiweiß sollten in dieser Diät niedriger sein als gewöhnlich. Idealerweise würde diese Diät aus 20 Prozent Protein, 20 Prozent Fett und 60 Prozent Kohlenhydraten bestehen.

Ein Vorschlag für die Nährstoffverteilung für Menschen mit einem langsamen Stoffwechsel sieht wie folgt aus:

- 60% Kohlenhydrate
- 20% Eiweiß
- 20% Fett (max.)

Wie schon beschrieben, verstoffwechselt der langsame Verwerter Nahrung viel langsamer als der Rest der Bevölkerung. Das liegt an der Dominanz des sympathischen Anteils des autonomen Nervensystems. Im Gegensatz zu den schnellen Verwertern, deren parasympathische Dominanz das Verdauungssystem ankurbelt, schwächt das sympathische Nervensystem die Verdauung und die Därme. Die Sekretion von Salzsäure und Enzymen verläuft schleppend, der gesamte Stoffwechsel arbeitet weniger effizient. Daraus folgt, daß der langsame Verwerter eher zu Verstopfung neigt, weil auch seine Därme langsamer arbeiten. Er oder sie haben viel mehr Schwierigkeiten, Fett oder Proteine zu verdauen, brauchen aber auf der anderen Seite die Masse und die Ballaststoffe der hochkohlenhydrathaltigen Diät. Ohne diese Stoffe wird Verstopfung zum andauernden Problem. In unserem Kulturkreis, wo Fleisch in großen Mengen gegessen wird, ist es oft schwer, den langsamen Verwerter dazu zu bewegen, einer Diät zu folgen, die für seinen Stoffwechsel besser geeignet ist.

Durch das Prinzip von Versuch und Irrtum essen die meisten langsamen Verwerter ohnehin lieber Nahrungsmittel, die leichter zu verdauen sind. Der langsame Verwerter neigt eher zu Krankheiten des Magen-Darm-Traktes als der mittlere oder schnelle Verwerter, weil seine Magenwände weniger durchlässig sind. Salzsäure und andere Stoffwechselsäuren lagern sich in Taschen in den Magenwänden ab und verursachen dort Geschwüre.

Durch die lange Verweildauer des Speisebreis im Darm verbinden sich Abbauprodukte der Fette mit den Darmbakterien und bilden sehr gefährliche Stoffe, die sogenannten Nitrosyle. Diese freien Radikale stehen im Verdacht, an der Entstehung von Darm-, Brust- und Prostatakrebs beteiligt zu sein. Bei schnelleren Verwertern sind diese Stoffe nicht solange mit den Darmschleimhäuten in Kontakt, daher ist bei diesen Menschen das Risiko geringer. Das gleiche gilt für Nitrite und Nitrate. Langsame Verwerter sind auch diesen giftigen Stoffen länger ausgesetzt. Der langsame oder mittel-langsame Verwerter, der viel Fleisch ißt, trägt ein höheres Risiko für artheriosklerotische Herzkrankheiten, weil er höhere Blutfettwerte hat. Die Leber arbeitet bei diesen Menschen nicht sehr gut, daher steigt der Cholesterinspiegel an. Langsame Verwerter entwickeln auch leicht Gallensteine, wenn sie zu fett essen. Außerdem neigen sie zu Diabetis, Raynauds Krankheit, zerebrovaskulären Erkrankungen, Glaukomen, Anämie, und Hypertension (erhöhtem Blutdruck). Die Verstopfung steht ebenfalls mit dem Bluthochdruck in Verbindung. Glücklicherweise können die meisten dieser Effekte mittels einer geeigneten Diät kontrolliert werden. Der langsame Verwerter kann ruhig mal das Frühstück ausfallen lassen und fährt am besten mit einen umfangreichen Mittagessen und einem leichten Abendessen. Er oder sie sollte viel grünes Gemüse, Sprossen, grüne Paprika, Rosenkohl, Brokkoli, Hülsenfrüchte und Getreide verzehren. Der langsame Verwerter kommt gut mit Obst zurecht und braucht viel Milchprodukte für seinen Proteinbedarf. Käse, Joghurt und Hüttenkäse sind hervorragende Quellen für alle essentiellen Aminosäuren und Kalzium. Langsame Verwerter haben oft Magenbeschwerden, wenn sie sich falsch ernähren. Eine Kartoffel- und Fleisch-Diät etwa enthält zuwenig Ballaststoffe.

Schmerzen im Magen-Darm-Trakt werden oft durch Druck und Blähungen hervorgerufen, nach einer Hernie (Bruch, etwa Leistenbruch) oder einer Sperre im Darm sucht man meist vergeblich. Vitamine und Mineralstoffe sollten von langsamen Verwertern möglichst in ihrer sauren Form genommen werden, um den alkalischen Stoffwechsel ein wenig in Schwung zu bringen. Etwas Vitamin A und E sind notwendig, aber diese sind in der Diät der langsamen Verwerter schon reichlich enthalten. Sie brauchen dafür mehr B-Vitamine, vor allem Vitamin B1, um ihren Kohlenhydratstoffwechsel anzukurbeln.

Sie sollten deswegen ein hochdosiertes B-Komplex-Präparat zu sich nehmen, das viel B1, B3 und B6 enthält, weil diese Vitamine den Glukosestoffwechsel besonders fördern. Folsäure, B12, ist ebenso wichtig, weil es überwiegend in Fleisch vorkommt und in den meisten Gemüsen fehlt. Vitamin C sollte als Ascorbinsäure und in Mengen von ein bis drei Gramm am Tag eingenommen werden. Bei den Mineralien sind Zink, Chrom und Mangan besonders wichtig. Kalzium wird mit der Langsamer-Verwerter-Diät normalerweise reichlich aufgenommen. Eisenpräparate können Verstopfung fördern und sollten daher nur mit Vorsicht eingenommen werden.

▶ Der mittlere Stoffwechsel

Die meisten Menschen liegen irgendwo zwischen den beiden Extremen, tendieren aber zur einen oder anderen Seite. Sie kommen gut mit einer Diät zurecht, die sowohl Proteine, Kohlenhydrate wie auch einen gewissen Anteil an Fett enthält. Obwohl mit nahezu 70 Prozent der Bevölkerung ein sehr großer Teil in mittlere Kategorie fällt, findet man nur einen sehr kleinen Prozentsatz genau in der Mitte. Die glücklichen echten mittleren Verwerter vertragen Nahrungsmittel aus allen Gruppen gleich gut. Für diese Menschen wäre grundsätzlich eine Diät mit 50-55 Prozent Kohlenhydraten, 30 Prozent Eiweiß und maximal 15 Prozent Fett angebracht. Echte mittlere Verwerter erfreuen sich meistens einer ausgesprochen guten Gesundheit (sowohl emotionell, physisch wie auch mental) und ihre Systeme funktionieren bis ins hohe Alter gut. Ein mittlerer Verwerter zu sein heißt aber nicht unbedingt, einen ausbalancierten Stoffwechsel zu haben. Während auf der einen Seite einige der gesündesten Menschen in diese Kategorie fallen, tun es auf der anderen Seite auch einige der schwer kranken. Wenn ein mittlerer Verwerter mit einer Tendenz zum langsamen so ißt, wie einer mit einer Tendenz zum schnellen Stoffwechsel, kommt es oft zu gesundheitlichen Störungen. Natürlich trifft auch das Gegenteil zu: ein mittel-schneller Verwerter, der zuviel einfache Kohlenhydrate ißt, hat auch Probleme, insbesondere Gewichtsprobleme, Hypoglycämie (Unterzuckerung), unkontrollierbaren Hunger und chronische Müdigkeit.

Indem Sie feststellen, ob Sie einen mittleren, schnellen oder langsamen Stoff-wechsel haben, öffnen Sie sich die Tür zu dem Wissen über Ihren optimalen Speiseplan. Bestimmte Vitamine, Minerale, ebenso wie die richtigen Mengen an Protein, Kohlenhydraten und Fett, sind wichtig für Sie, egal an welchem Ende des oxidativen Spektrums Sie liegen. Die zusätzlich Gabe eines be-stimmten Vitamins mag für den einen Menschen goldrichtig sein, für den an-deren ist sie total falsch. Es ist nur möglich, zu einer optimalen Bestimmung für einen bestimmten Menschen zu kommen, wenn man alle wichtigen Fakto-ren einkalkuliert. Es gibt Kliniken, die Ihnen helfen können, Ihren Stoffwech-seltyp zu bestimmen. Diese Kliniken lassen Sie im allgemeinen einen langen Fragebogen ausfüllen, in dem Sie Ihre Ernährung und andere Verhaltenswei-sen näher beschreiben sollen. Dann werden diese Daten mit einem Computer-programm analysiert und Sie erhalten Auskunft über Ihr Stoffwechselprofil.

Eine andere Möglichkeit liegt darin, 50 mg Niacin auf nüchternen Magen ein-zunehmen. Wenn Sie bald danach erröten, sind Sie wahrscheinlich ein schnel-ler Stoffwechseltyp. Stellt sich dieser Effekt nicht oder nur sehr schwach ein, haben Sie aller Wahrscheinlichkeit nach einen langsamen Stoffwechsel.

Eine weitere Möglichkeit ist, acht Gramm Vitamin C (Ascorbinsäure) über den Tag verteilt zu sich zu nehmen und die Reaktionen des Körpers zu beob-achten. Wenn Sie ein schneller Verwerter sind, wird das Vitamin den Säure-gehalt Ihres Bluts erhöhen. Sie werden sich vermutlich unwohl fühlen, viel-leicht bekommen Sie sogar Durchfall, Übelkeit oder Blähungen. Wenn Sie eher ein langsamer Verwerter sind, fühlen Sie sich vermutlich besser als zu-vor, weil das saure Vitamin Ihr basisches Blut zurück zum Normalwert bringt. Wenn Sie zur mittleren Gruppe gehören, können Sie ebenfalls Verän-derungen wie oben beschrieben fühlen, aber sehr viel schwächer als die bei-den anderen Gruppen.

Vielleicht haben Sie schon eine Vorstellung, zu welcher Gruppe Sie gehören, wenn Sie Ihre Essensvorlieben überdenken. Folgen Sie eher Ihren spontanen Eingebungen als langen rationalen Überlegungen. Viele Leute mögen zum Beispiel den Geschmack von Schinken, wissen aber über die Gefahren der Nitrite Bescheid und essen ihn deshalb nicht. Andere mögen rotes Fleisch, sind aber nicht sicher, ob es gut für sie ist. Es gibt Leute, die lieben Kartof-feln, aber verzehren sie nicht mehr, weil sie annehmen, von ihnen dick zu werden.

Die Gruppen mit den meisten Problemen sind allerdings die an den Grenzen zwischen den einzelnen metabolischen Typen, weil hier Verwirrung herrscht.

Diese Menschen sind oft unentschlossen und wechseln zwischen in ihrer Ernährung vom einem zum anderen Extrem. Sie leiden oft unter digestiven Problemen wie Blähungen, Völlegefühl und abwechselndem Durchfall und Verstopfung. Keine Diät scheint für sie zu passen, ihr Stoffwechsel kennt einfach keine Balance. Für diese Personen empfiehlt sich die konsequente Einhaltung einer der oben beschriebenen Nahrungszusammensetzungen, je nachdem, zu welcher Seite des Spektrums sie neigen. Der ständige Wechsel zwischen den unterschiedlichen Kostformen bekommt ihnen überhaupt nicht und kann sogar schlimmer sein als das konsequente Befolgen der jeweils falschen Diät[2].

---

[2] Dieses Kapitel basiert zu einem wesentlichen Teil auf Informationen aus dem Buch „I.N. Diät – The Individualized Nutrition Plan for your vitamin needs and optimum health, energy, and longevity" von Dr. John O. Lawder, erschienen im Eigenverlag in Kalifornien (USA) 1986. Eine Übersetzung ins Deutsche ist geplant.

KAPITEL 5

EINFÜHRUNG IN DEN MENSCHLICHEN STOFFWECHSEL

Dieses Kapitel wird etwas wissenschaftlicher als die vorhergehenden. Lassen Sie sich bitte davon nicht abschrecken. Je mehr Sie über die Gesetzmäßigkeiten und Ablaufe innerhalb des Körpers wissen, desto genauer können Sie neue Informationen, Produkte und Ratschläge auf ihre Richtigkeit überprüfen. Letztlich Leben Sie in Ihrem Körper, und nur Sie können ihn in seiner Individualität genau kennen und seine Sprache verstehen.

▶ Der Kohlehydratstoffwechsel

Der Kohlehydratstoffwechsel stellt den Grundpfeiler der Energieversorgung dar. Das Gehirn etwa verstoffwechselt ausschließlich Glucose[1]. Glucose kann sowohl bei ausreichender Sauerstoffversorgung (aerob) als auch bei unzureichender Sauerstoffversorgung (anaerob) als Energiequelle herangezogen werden. Alle Kohlehydrate mit Ausnahme der Ballaststoffe werden zu Glucose ($C_6H_{12}O_6$) abgebaut. Diese wiederum wird als Glykogen („30000 bis 60000 Glucosemoleküle bilden ein 1 Glykogenmolekül"[2]) in der Muskulatur und in der Leber gespeichert. Ein geringer Anteil von ca. „4-6 g"[3] verbleibt in der Blutbahn (Blutzucker). Glucose ist ein schneller Energielieferant, dessen Brennwert bei 4,1 kcal./g liegt. Die Speicher enthalten beim Untrainierten etwa 300 bis 450 Gramm Glykogen, was 1200-1800 kcal. entspricht. Durch sportliches Training lassen sich die gespeicherten Glucosevoräte etwa verdoppeln.

Der anaerobe Kohlehydratabbau (anaerobe Glykolyse) wird hauptsächlich bei hohen Belastungen herangezogen, wenn schnell große Mengen verbrauchtes Kreatinphosphat (KP) regeneriert werden müssen. KP wird in der Muskelzelle benötigt, um Adenosindiphosphat (ADP) wieder zu Adenosintriphosphat (ATP), dem unmittelbaren Energielieferanten der Muskelkontraktion[4], aufzubauen. „Kreatinphospat ist in der Muskelzelle in etwa fünfmal höherer Konzentration als ATP vorhanden, was die größere Zahl von Muskelkontraktionen erklärt, die aus den sofort verfügbaren Energiespeichern möglich sind."[5]

Bei der anaeroben Glykolyse wird die Glucose im Zellplasma der Muskelzelle nur unvollständig abgebaut. Ein Eintritt der Moleküle in die Mitochondrien findet nicht statt, weil die Prozeße der Atmungskette (Zitronensäurezyklus und Atmungskette) mit Wasserstoffatomen verstopft sind, für die kein Sauerstoff als Bindungspartner zur Verfügung steht. Als Nebenprodukt der anaeroben Glykolyse bleibt Milchsäure (Lactat) übrig. Hohe Lactatkonzentrationen in der Muskelzelle führen zu einer Übersäuerung, die schließlich die Kontraktionsfähigkeit der Muskelfaser unterbindet. Kleinere Mengen Lactat können aus der Muskelzelle heraustransportiert werden.

---

[1] vgl. Markworth, Peter: Sportmedizin, Rowohlt Taschenbuch Verlag, Reinbek, 1983, S. 242
[2] Markworth, a.a.O., S. 245
[3] de Marées, a.a.O., S. 439
[4] vgl. Markworth, a.a.O., S. 237
[5] de Marées, a.a.O., S. 431

„Die Milchsäure kann ... im Herzmuskel oxidiert oder in der Leber wieder zu Glykogen aufgebaut werden."[6] „Die Herzmuskelzelle, mit ihrem ... hohen Anteil an Mitochondrien ..., deckt bei körperlicher Arbeit ihren Energiebedarf bis zu 50 Prozent aus der Milchsäure."[7]

Die aerobe Glykolyse nimmt deutlich mehr Zeit in Anspruch, weil hier die Glucose vollständig abgebaut wird. Schon eine Stufe vor der Lactatbildung wird in diesem Falle Pyrovat (Benztraubensäure) in AcetylCoA (aktivierte Essigsäure) umgewandelt und anschließend in den Mitochondrien, den „Kraftwerken der Zelle" innerhalb des Zitronensäure-(auch Krebs-)Zyklus im Laufe mehrerer Schritte bis auf die Reste Wasserstoff (H) und Kohledioxid (CO_2) reduziert. Bei dieser langsamen, aber vollständigen Verwertung wird eine deutlich größere Energiemenge frei. In der schnellen Variante reicht die Energie zum Aufbau von zwei Adenosintriphosphat-(ATP)-Molekülen, bei der langsamen Variante für den Aufbau von 36 ATP-Molekülen. Die Abbaureste Wasserstoff (H, reagiert bei ausreichender Sauerstoffversorgung in der Atmungskette mit zwei Sauerstoffatomen zu H_2O = Wasser) und Kohledioxid werden über Schweißdrüsen bzw. Nieren und Lunge ausgeschieden.[8]

▶ Der Fettstoffwechsel

Der zweite Eckpfeiler der Energieversorgung im menschlichen Organismus ist der Fettstoffwechsel. Fette liegen im menschlichen Körper als Triglyzeride vor, d.h. an ein Glyzerinmolekül sind drei Fettsäuremoleküle gebunden. Fettsäuren bestehen, wie Kohlehydrate auch, aus den Grundstoffen H (Wasserstoff), C (Kohlestoff) und O (Sauerstoff). Aufgrund der Anzahl der Doppelbindungen zwischen den Kohlestoffatomen (keine, eine, mehrere) werden gesättigte, ungesättigte und mehrfach ungesättigte Fettsäuren voneinander unterschieden.[9]

Dazu de Marées: „Die ungesättigten Fettsäuren haben in ihrem Molekül Doppelbindungen und sind „stoffwechselaktiver" als die gesättigten Fettsäuren."[10]

Fette können ausschließlich aerob, also mit Sauerstoff, verstoffwechselt werden. Die Fettsäuren der aufgenommenen Nahrungsfette werden im Darm resorbiert und in der Leber zu neuen Triglyzeriden aufgebaut.

---

[6] de Marées, a.a.aO., S. 439
[7] Markworth, a.a.O., S. 251
[8] vgl. Markworth, a.a.O., S. 245
[9] vgl. Klein, Volker: Fettabbau – Schlank werden und bleiben, Novagenics, Arnsberg 1991, S. 19
[10] de Marées, a.a.O., S. 481

„Der größte Teil der von der Leber neu aufgebauten Triglyzeride wird auf dem Blutwege den Geweben zugeführt und hauptsächlich im Fettgewebe gespeichert. Von dort werden freie Fettsäuren bei Bedarf gesteigert freigesetzt und stehen besonders der Muskelzelle als wichtiger Energielieferant zur Verfügung."[11]

Die Fettverbrennung ist noch langsamer als die aerobe Kohlehydratverbrennung. Aufgrund des hohen Energiegehaltes von Fett (mit ca. 9,3 kcal./g. etwa doppelte Energiedichte von Kohlehydraten; Depotfett hat wegen seines höheren Wassergehaltes etwa 7 kcal./g.) und vor allem wegen der großen Speichermengen im menschlichen Organismus ist diese Energiequelle praktisch unerschöpflich.

Der Abbau der Fettsäuren (Lipolyse) erfolgt letztlich ebenfalls in den Mitochondrien und ist genauso vollständig und rückstandsfrei wie der aerobe Kohlehydratabbau. Bedingt durch die langsame Geschwindigkeit des komplexen Vorgangs aerobe Lipolyse kann die Fettverbrennung nur als Energiequelle für niedrigste (Ruhe) bis mittlere (langsames Laufen) Belastungen dienen.[12] (Siehe Diagramm 1)

▶ Braunes Fett

Neben dem weiß/gelblichen Depotfett kommt Fett im Körper noch in einer weiteren Form vor. Das sogenannte braune Fett enthält Mitochondrien, die bei der Wärmegewinnung (Thermogenese) aktiv sind. Braunes Fett wird in den Triglyzeridstoffwechsel einbezogen und vom Schildrüsenhormon aktiviert. Je mehr braunes Fett ein Mensch hat, desto besser kann sein Körper Wärme produzieren und Kalorien verbrennen. Man hat beobachtet, das Menschen mit wenig braunem Fett schnell frieren. Sie haben keine gute Fettverbrennung, und aus ihrem Nahrungsfett wird zum größten Teil Speicherfett. Menschen mit größeren Vorkommen an braunem Fett haben einen aktiveren Stoffwechsel. Wenn sie mehr essen, verbrennen sie auch mehr. Ihr Gewicht bleibt stabil. Sie können scheinbar alles essen und bleiben doch schlank. Ihr Stoffwechsel nutzt die Energie aus Kohlehydraten und Fetten aus, vergeudet sie geradezu.

Kohlenhydrate sind thermogenetische Substanzen. Vielleicht haben Sie schon einmal bemerkt, daß Ihnen nach einem guten Essen wärmer ist als sonst. Das

---

[11] de Marées, a.a.O., S. 481
[12] vgl. Klein, Volker, a.a.O., S. 45

liegt daran, daß Ihr Körper die Nahrungsmittel, die Sie zu sich genommen haben, verbrennt, und dabei Wärme produziert. Menschen mit einer niedrigen Stoffwechselrate bemerken dieses Phänomen nicht, weil ihr Körper die Nahrung nicht in der vorhergesehenen Art und Weise verbrennt, sondern die enthaltene Energie speichert.

Bei der Verteilung von braunem Fett scheinen wieder die Gene eine Rolle zu spielen. Bei Autopsien finden man bei jedem Menschen braunes Fett um die Nieren und um die Aorta (die Hauptarterie, die aus dem Herzen kommt). Der größte Teil scheint aber bei den meisten Menschen auf dem Rücken zu liegen, etwa auf Höhe der Schulterblätter.

Vielleicht legen Sie einmal Ihrem Partner in einer stillen Minute die Handfläche auf die nackte Haut des Rückens. Tasten Sie nacheinander verschiedene Partien ab und konzentrieren Sie sich auf das Wärmeempfinden. Sie werden feststellen, daß manche Stellen deutlich wärmer sind als andere. An diesen Stellen befindet sich braunes Fettgewebe.

Mit aerobem Ausdauertraining stimulieren Sie auch die Mitochondrien im braunen Fett. Es sind aber bisher keine abgesicherten Methoden bekannt, Menge und Aktivität des braunen Fetts zu beeinflußen. Konzentrien wir uns daher wieder auf die Muskeln.

▶ Die Energiebereitstellung in der Muskelzelle

Der Körper versucht immer so ökonomisch wie möglich zu arbeiten. Sofern die Voraussetzungen es zulassen, sprich die Sauerstoffversorgung ausreichend ist, deckt die Muskelzelle einen möglichst großen Anteil der benötigten Energie aus dem fast unerschöpflich großen Speicher Depotfett. Die wertvolle (wertvoll ist, was selten ist) Glucose wird geschont. Kommt es dann aufgrund erhöhter Belastung zu einem stärkeren Ausschöpfen der Glucose, versucht die Muskelzelle aus ökonomischen wie auch aus ökologischen Gründen möglichst lange, die Glucose überwiegend aerob, daß heißt vollständig, restlos und mit größtmöglicher Energieausbeute umzusetzen. Unterhalb der anaeroben Schwelle von 4 mmol Lactat ist das möglich, oberhalb dieses Wertes wird es zunehmend schwieriger.

Da der Körper aber nicht auf Energie verzichten kann, muß er die anaerobe Glykolyse ausschöpfen, wenn die Sauerstoffzufuhr unzureichend ist. Als Indikator für eine unzureichende Sauerstoffversorgung wird im allgemeinen die Konzentration von Lactat (Milchsäure) im Blut gemessen.

Oberhalb von 7 mmol Lactat kann die Muskelzelle aus oben genannten Gründen überhaupt kein Fett mehr verstoffwechseln, die aerobe Glykolyse ist mit etwa 20 % nur noch unwesentlich an der Energiebereitstellung beteiligt, die anaerobe Glykolyse bestimmt mit etwa 80 Prozent den Prozeß. Von diesem Lactatwert an ist eine Belastung nur noch für begrenzte Zeit durchführbar, bevor die schnell steigende Lactatkonzentration zum Abbruch der Muskelarbeit zwingt, weil sie weitere Muskelkontraktionen unmöglich macht.

▶ Aerobe/anaerobe Schwelle/Lactatkonzentration

In der letzten Zeit ist viel über Lactat berichtet worden, vor allem in Zusammenhang mit dem Muskelkater. Die Lactatkonzentration in der Muskelzelle steht in direktem Zusammenhang mit der Sauerstoffversorgung. Bei einer unzureichenden Zufuhr von Sauerstoff können die Kohlehydrate nur unvollständig abgebaut werden und es bleibt als Rest Lactat (Milchsäure) übrig. Bis zu Konzentrationen von 2 mmol Lactat pro Liter Blut wird die Glucose aerob abgebaut, man spricht von einer aeroben Energiebereitstellung. Dieser Wert heißt aerobe Schwelle. Bei 4 mmol Lactat pro Liter Blut wird eine zweite Stufe erreicht, die anaerobe Schwelle. Bis zu diesem Wert kann die Zelle das anfallende Lactat aus der jetzt schon unvollständigen Glucoseverwertung noch abtransportieren und einen weiteren Konzentrationsanstieg vermeiden.

Oberhalb dieser Schwelle sind die Regenerationsmechanismen selbst bei nicht weiter ansteigender Belastung momentan überfordert, der Lactatspiegel steigt weiter an. Ab einer gewissen Konzentration wird die Kontraktionsfähigkeit der Muskelfasern unterbunden. Der Muskel ist „übersäuert". Dieser Wert ist individuell sehr verschieden. Er kann beim Untrainierten bei 11-12 mmol/l liegen. Bei Spitzensportlern, in diesem Falle 400-Meter-Läufern, wurden unmittelbar nach dem Lauf schon Konzentrationen „von bis zu 25 mmol/l"[13] gemessen.[14]

---

[13] Markworth, a.a.O., S. 257

[14] Die Angaben zur Belastung beziehen sich auf einen sportlich nicht trainierten Menschen. Eine mittlere Belastung kann für einen Hobbysportler bei einem mittleren Lauftempo vorliegen, ein Sportler wird selbst ein schnelles Lauftempo subjektiv als mittlere Belastung einstufen. Als Maß für den subjektiven Grad der Belastung können körperliche Reaktionen (Puls über 130/min., vermehrtes Schwitzen, erste Anzeichen von Atemnot) oder der Lactatwert herangezogen werden.

▶ Auswirkungen auf die Energiebereitstellung

Wie aus dem Diagramm 1 „Der Anteil der verschiedenen Systeme der Energiebereitstellung (in %) bei maximalen Belastungen" deutlich wird, werden unter **maximaler Belastung**[15] die ATP-Vorräte innerhalb von Sekunden erschöpft. Durch die Resynthese mit Hilfe des Kreatinphosphats kann der Körper aber weiter belastet werden. Nach etwa 40 Sekunden sind die Vorräte an Kreatinphosphat ebenfalls erschöpft. Mittlerweile hat aber die anaerobe Glykolyse eingesetzt und stellt Energie für die ATP-Resynthese zur Verfügung. Sie kann kurzfristig helfen, ist dann aber für ein Erfüllen des hohen Energiebedarfs zu langsam. Deshalb wird sie von der etwas später einsetzenden aeroben Glykolyse ergänzt. Das Diagramm von Keul zeigt jedoch nicht, ob bzw. wann die Belastung reduziert und schließlich abgebrochen wurde. De Marées hingegen stellt klar: „Das sich im Muskel und schließlich auch im Blut anhäufende Lactat zwingt zur Verringerung der Laufgeschwindgkeit bis hin zum Abbruch der Belastung."[16] Beim (Kraft-)Ausdauertraining liegt die Belastung aber immer weit unterhalb der Maximalbelastung. Deshalb können aus diesem Diagramm keine Schlüsse für den Fettabbau oder das (Kraft-)Ausdauertraining gezogen werden.

Diagramm 1: Der Anteil der verschiedenen Systeme der Energiebereitstellung (in %) bei maximalen Belastungen (in Anlehnung an Keul et al., 1969)

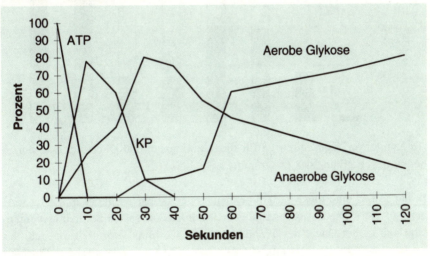

---

[15] Eine mittlere Belastung sollte immer im aeroben Bereich liegen, d.h. bei einem Lactatwert unterhalb der aeroben Schwelle von 2 mmol Lactat/l Blut (siehe auch 1.2.1). Das Diagramm kann daher nicht auf (Kraft-)Ausdauersportarten übertragen werden, weil diese nie mit maximaler Intensität durchgeführt werden.
[16] de Marées, a.a.O., S. 444

In Diagramm 2 hingegen werden die Anteile der energieliefernden Prozeße in Abhängigkeit von der Belastungsintensität als absolute Kalorienwerte angegeben. Dabei ist zu berücksichtigen, daß diese Werte geschätzte Mittelwerte für Durchschnittsmenschen sind. Der trainierte Ausdauersportler hat seine aerob/anaerobe Schwelle bei deutlich höheren Energieumsätzen. Unabhängig von dieser Tatsache wird aus diesem Diagramm eine Tendenz deutlich, die für das Fettreduktionstraining von größter Wichtigkeit ist. Die Menge an Fett, die bei Belastung verbraucht wird, steigt anfangs mit der Belastungsintensität. Von einem bestimmten Punkt an ist jedoch keine weitere Steigerung dieses Parameters mehr vorhanden; der Fettverbrauch nimmt rapide ab, obwohl die Zahl verbrauchter Kalorien weiter steigt.

Diagramm 2: Kalorischer Anteil der energieliefernden Prozesse in der Skelettmuskulatur (in Abhängigkeit von der Belastungsintensität)[17]

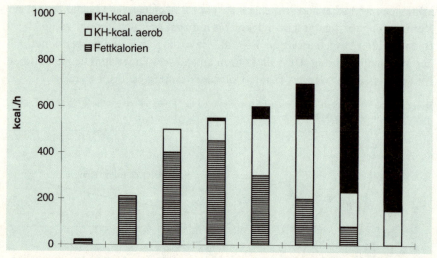

(In Kapitel 6: "Konsequenzen für die Trainingsmethodik" erfolgt eine eingehende Beschreibung des Diagramms.)

In der Praxis sind diese Zusammenhänge weitestgehend unbekannt oder werden ignoriert. Die Fettverbrennung funktioniert am besten bei mäßiger Intensität und langer Dauer des Trainings. Dieses Training vermittelt oft nicht das subjektive Gefühl, etwas erreicht zu haben. Die völlige körperliche Erschöpfung, für viele Nichtsportler das Maß für gelungenes sportliches Training,

---

[17] Alle Werte geschätzt nach Neumann, 1991, 1992; Worm, 1993, aus: Stemper, Theo: Fett abbauen, in: Sportstudio und Fitness-Center, 1993

fehlt, statt dessen wird besonders bei langer Dauer und regelmäßiger Wiederholung Langeweile empfunden. Trotzdem ist diese Trainingsform der effektivste Weg für einen dauerhaften Abbau von Körperfett.

▶ Die Auswirkungen diätischer Maßnahmen

Von „Diät" hat fast jeder schon einmal gehört. Frauke, die Frau aus unserem Beispiel, ist sogar mittlerweile zur „Diätexpertin" aufgestiegen, nicht nur, daß sie schon fünf Diäten mehr oder weniger erfolgreich hinter sich gebracht hat, nein, sie hat auch mindestens hundert Diätanweisungen oder entsprechende Artikel in Zeitschriften gelesen. Leider ist dadurch nicht nur ihr Wissen gewachsen, sondern auch ihre Verwirrung.

„Diät" ist ein sehr ungenauer Begriff. Im allgemeinen versteht man unter Diät eine Einschränkung der Nahrungsmenge (Reduktionsdiät). Diese Einschränkung kann allgemeiner Natur sein (z.B.: „FdH" = Friß die Hälfte) oder spezieller Natur, d.h. es wird nur noch ein bestimmtes Nahrungsmittel gegessen (Brötchendiät, Kartoffeldiät, Bananendiät usw.). Grund für das Beginnen einer Diät ist zumeist angenommenes oder erwiesenes Übergewicht. Mit der Diät soll einer Ursache des Übergewichtes, nämlich der Aufnahme überhöhter und nicht bedarfsangepaßter Nahrungsmengen, Einhalt geboten werden. Leider wird hier fast immer „mit Kanonen auf Spatzen geschossen". Anstatt den ungefähren Nahrungsbedarf in Abhängigkeit von Größe, Alter, Geschlecht und Tätigkeitsprofil über Tabellen oder Berechnungen zu ermitteln und anschließend mit der tatsächlich aufgenommenen Nahrungsmenge zu vergleichen, wird im Jojo-Verfahren abwechselnd „geschlemmt" oder „gefastet". Beide Zustände, vor allem der stetige Wechsel zwischen beiden, sind nicht geeignet, um das Körpergewicht stabil zu halten.

Im Gegenteil, durch die Hungerkuren, die nichts anderes sind als simulierte Hungersnöte, wird bestenfalls ein kurzfristiger Körpergewichtsverlust erreicht, der zum größten Teil aus dem Abbau von Wasser und Muskulatur entsteht.
Fett wird nur in geringen Mengen verbraucht, da in der Regel die Diät nicht von einem fettverbrennenden aeroben Ausdauertraining begleitet wird.
Viele Menschen, darunter auch Ärzte und Wissenschaftler, glauben sogar immer noch, daß sich Diäten und sportliches Training nicht miteinander vereinbaren lassen. Diese Annahme ist nur bedingt richtig. Natürlich lassen sich nach wochen- oder monatelangen Hungerkuren keine sportlichen Höchstleistungen mehr vollbringen, aber zum einen kann eine sinnvolle Diät nie eine

radikale Hungerkur sein, zum anderen ist ein mäßiges Ausdauer- oder Kraftausdauertraining eine Belastung mit einer vergleichsweise geringen Intensität, die sehr wohl selbst bei eingeschränkter Nahrungsaufnahme möglich ist. (Wenn Sie mehr über diese Theorie lesen wollen, sollten Sie einmal in das Kapitel „Die Studie Diät 2000 – der Beweis" schauen.)

Nach Wiederaufnahme der alten Eßgewohnheiten, die bereits vor der Diät zu Übergewicht geführt haben, erhöht sich der Körperfettgehalt erneut. Die verlorene Muskulatur wird in der Regel nicht wiederaufgebaut, weil kein Muskelaufbautraining durchgeführt wird. Diesen Prozeß hat Frauke am eigenen Leibe erleben müssen. Dies ist der Grund dafür, warum sie trotz eines Gewichtverlustes im Endeffekt eine schlechtere Figur als zuvor hatte. Sie hat sich mehrfach hintereinander Muskulatur weggehungert, ihren prozentualen Anteil an Körperfett hingegen kontinuierlich erhöht.

Wird diese Prozedur mehrmals wiederholt, kann das Ergebnis nur so aussehen, daß einem ständig sinkenden Anteil aktiver Körpermasse (Muskulatur) ein ständig wachsender Anteil an passiver Körpermasse (Fett, da die Anteile an Knochen, Organen etc. gleich bleiben) gegenübersteht. Da Fett aber im wesentlichen über die Muskulatur verstoffwechselt wird, sinkt die Fähigkeit des Körpers, Fette abzubauen, während der Körperfettgehalt beständig zunimmt.

Zusätzlich wird bei einer Diät meistens nur die Nahrungsmenge mehr oder weniger drastisch eingeschränkt. Die Nahrungszusammensetzung hingegen wird oft nicht berücksichtigt. So wird weiterhin oft ein zu großer Anteil der Nahrung in Form von Fett zugeführt.

Während Kohlehydrate bis zu einer gewissen Menge unmittelbar in Energie umsetzbar sind und somit schnell wieder „verbrannt" werden, gelangen Nahrungsfette immer zuerst in die Fettdepots des Körpers. Der Stoffwechsel des menschlichen Körpers zieht zwar in Ruhe bevorzugt Fett als Energielieferant heran. Bei höheren Belastungen jedoch, wenn große Kalorienmengen innerhalb kurzer Zeit umgesetzt werden, besteht aufgrund des zeitraubenden und sauerstoffabhängigen Prozesses Lipolyse keine Möglichkeit, die in Fett gespeicherte Energie direkt den Verbrauchern zuzuführen. Das in den Depots gespeicherte Fett wird nur in bestimmten Stoffwechselsituationen abgerufen, die beim modernen Menschen, vor allem aber beim Übergewichtigen in aller Regel selten vorliegen.[18]

---

[18] Eine Ausnahme bilden die Mittelkettigen Triglyzeride (MTC's). Aufgrund ihrer Struktur (an das Glyzerinmolekül sind kürzere Fettsäuren gebunden) werden sie anders resorbiert als andere Nahrungsfette. Sie werden, ähnlich wie Kohlehydrate, schnell verstoffwechselt und können direkt zur Energieversorgung herangezogen werden.

Auch die Aufnahme erheblicher Mengen einfacher (kurzkettiger) Kohlehydrate, wie sie in stark verarbeiteten oder industriell hergestellten Lebensmitteln oft vorkommen (Zucker, Zuckercoleur, Glucosesirup etc.), führt zu einer Vergrößerung der Fettdepots.[19] Diese Nahrungsbestandteile bewirken ein rasches Ansteigen des Blutzuckerspiegels, der so gut wie nie in einem Bezug zum tatsächlichen Energiebedarf steht. Infolgedessen werden von der Bauchspeicheldrüse große Mengen Insulin in den Blutkreislauf freigesetzt. Mittels dieses Insulins wird die im Blutzucker enthaltene Energie in Form von Fett gespeichert.

Besonders nachteilig am hohen Zuckergehalt der gängigen Nahrungsmittel ist, daß durch den rapiden Anstieg des Blutzuckerspiegels eine **überschießende** Insulinreaktion provoziert wird.

Nach der Umwandlung des Blutzuckers in Fett liegen die Blutzuckerwerte wieder unter dem Normalwert, so daß ein erneuter Hunger entsteht, der dann wiederum mit zuckerhaltigen Nahrungsmitteln gestillt wird. Ähnliche Kreisläufe werden bei sogenannten Radikaldiäten beobachtet, wo sich willentliche Nahrungseinschränkungen und unbeherrschbare „Freßattacken" abwechseln.

Frauke kann davon ein Lied singen. Bei einer ihrer Diäten wurde zuerst die Kalorienzufuhr drastisch eingeschränkt. „FdH", „Friß-die-Hälfte", wäre gegen diese Diät eine wahre Schlemmerei gewesen. Doch die geringe Nahrungsaufnahme fand Frauke gar nicht so schlimm. Nach ein paar Tagen hatte sich der Körper an die wenigen „Mini-Mahlzeiten" gewöhnt. Ein Trostpflaster war ja auch, daß sie, wenn sie mal was aß, sogar zu Schokolade oder Kuchen greifen durfte. Aber wenn sie damit erst einmal anfing, kam es durch den erst zu hohen und direkt danach viel zu niedrigen Blutzuckerspiegel zu solchen „Freßlustanfällen", daß sie einfach nicht mehr aufhören konnte. Solche Diäten werden fast immer wegen der hohen „Versagensquote" abgebrochen.

Diäten im oben beschriebenen Sinne erlauben fast nie ein hohes Aktionspotential bei den Hungernden. Oft dreht sich deren gesamtes Denken um das Essen oder das Vermeiden desselben. Körperliche Aktivitäten werden bewußt und/oder unbewußt eingeschränkt. Sportliches Ausdauertraining kommt, rein vom Gefühl her, aufgrund des niedrigen Energiespiegels für die Hungernden ebensowenig in Frage wie ein leichtes Kraftausdauertraining.

---

[19] Eiweiße werden nur zu etwa 10 % der aufgenommenen Menge zur Energieversorgung herangezogen und können daher in dieser Betrachtung vernachlässigt werden. Zu beachten ist allerdings, daß dies nur für reines Eiweiß gilt. Eiweißhaltige Nahrungsmittel (Milch, Quark, Käse, Fisch, Fleisch, Geflügel etc.) enthalten oft erhebliche Mengen Fett. Eine übermäßige Aufnahme von Eiweiß und Fett (Atkins-Diät) kann aus den genannten Gründen im Rahmen einer Körperfettreduktion nicht sinnvoll sein.

▶ Die „Setpoint"-Theorie

Die Setpoint-Theorie geht entgegen der landläufig eifrig vertretenen und geglaubten Annahme, der Körper sei ein Gefäß, das es zu befüllen und entleeren gelte, davon aus, daß die komplizierten Stoffwechselvorgänge zwischen Lippen und Darmausgang nicht derart vereinfacht darstellbar sind.

Amerikanische Wissenschaftler haben die oben beschriebenen Auswirkungen diätischer Maßnahmen beobachtet und nach den Gründen geforscht. Bei diesen Untersuchungen stellten sie fest, daß es konkrete Zusammenhänge zwischen den Ernährungsgewohnheiten, dem Bewegungsverhalten und der Höhe des Grundumsatzes gibt. So konnte bei Personen mit einer ausgewogenen, aber vergleichsweise hochkalorischen Ernährung ein relativ niedriger Körperfettanteil festgestellt werden, sofern diese Personen in ihrem Bewegungsverhalten eher dem Typ „aktiv" zuzuordnen waren. Ganz besonders deutlich wird dies bei Ausdauersportlern. Aber auch bei Personen, die keinen Sport treiben, wird bisweilen eine körperliche Unruhe beobachtet, ein Bewegungsdrang, verbunden mit der Fähigkeit, Nahrung in scheinbar beliebigen Mengen aufnehmen zu können, ohne an Gewicht/Körperfett zuzunehmen.[20]

Rolfs Bekannter Oliver ist so ein Typ. Groß und schlank wie er ist, kann er scheinbar Unmengen Nahrung in sich hineinschaufeln, ohne zuzunehmen. Er spricht schnell, kann kaum mal still sitzen und ist eigentlich immer auf Achse. Außerdem geht er regelmäßig sehr spät ins Bett, ist aber trotzdem, auch Sonntags, schon früh morgens wieder auf den Beinen.

Das Gegenteil, nämlich ein Hang zu körperlicher Ruhe verbunden mit der verhängnisvollen Eigenschaft, scheinbar schon vom bloßen Betrachten von Nahrungsmitteln zuzunehmen, kennzeichnet vor allem Übergewichtige, die bereits mehrere Radikaldiäten (Diäten mit stark eingeschränkter Kalorienaufnahme) hinter sich gebracht haben. Auch verloren diese Diäten hinsichtlich des erwarteten Gewichtsverlustes immer mehr an Wirkung.

Frauke kann davon berichten. Nach jeder Diät fühlte sie sich matter und energieloser. Selbst nach neun Stunden Schlaf war sie müde und nicht ausgeruht. Die Diäten zeigten immer weniger Erfolge. Auch in den Zeiten zwischen den Diäten aß sie eigentlich nicht viel, weil sie sich ja immer mit dem Thema „Abnehmen" beschäftigte. Die Fettpolster bauten sich dennoch mit schöner Regelmäßigkeit wieder auf.

---

[20] Siehe dazu auch: Lawder, John O.: I. N. Diät, The Individualized Nutrition Plan for your vitamin needs and optimum health, energy, and longevity, Eigenverlag, Kalifornien (USA) 1986, S. 37 ff.

Der Setpoint beschreibt im Grunde genommen nichts anderes als den verschiebbaren Parameter, mit dem der Körper Kalorien aus der Nahrung verstoffwechseln kann, ohne sie in Depotfett umzuwandeln.[21]
Hintergrund dieses Parameters ist der Grundumsatz und die Leistungsfähigkeit der energieliefernden Systeme bei körperlicher Bewegung. Ähnlich der Zentralheizung in einem Wohnhaus stellen diese Prozesse einen Regelkreis dar, der durch die Höhe des Setpoints gesteuert wird. Während aber weder äußere Einflüsse noch Rückmeldungen aus dem System den Thermostat der Zentralheizung dazu bewegen können, einen anderen als den eingestellten Wert anzusteuern, wird die Höhe des Setpoints mittel- und langfristig durchaus von Faktoren wie Bewegung und Nahrungsaufnahme beeinflußt. (Dafür fehlt, leider, die Möglichkeit, ihn wie einen Thermostat einfach von Hand auf den gewünschten Wert einzustellen.)

Um eine dauerhafte Gewichtsreduktion durch wirklichen Körperfettabbau zu erreichen, muß man diese Prozesse genau verstehen und sie sich in ihrer Wirkungsweise zunutze machen.

Oftmals wird aus Unwissenheit und unter großen Entbehrungen der Körper geschwächt und das genaue Gegenteil des gewünschten Ziels angesteuert, indem Reduktionsdiäten angepriesen und durchgeführt werden, als wären sie der Weisheit letzter Schluß.

Worauf und wie reagiert der Setpoint? Der Setpoint reagiert auf Bewegung (Ausdauersport, Muskelaufbautraining, Bewegung generell) und eine ausgewogene und kalorisch angemessene (nie unterkalorische) Ernährung mit einem Anstieg der Stoffwechselaktivität, der Thermogenese (Erzeugung von Körpertemperatur) und des Bewegungsverhaltens.

Auf eine unterkalorische Ernährung (Diät) reagiert er ebenso wie auf unausgewogene Ernährung (zuviel Fette [Atkins-Diät] und/oder einfache Kohlehydrate [z.B. Obst- oder Brötchendiäten], zuwenig bilanzierte Kohlehydrate, zuwenig Protein, aber auch zu wenig essentielle Fettsäuren) und auf mangelnde oder falsche (nicht im Sinne aeroben Ausdauersports) körperliche Aktivität mit einem Sinken der Stoffwechselaktivität.

Angesichts der Tatsache, daß eine Reduktionsdiät nicht mehr als eine freiwillig herbeigeführte Hungersnot ist, welcher der Körper mit einem Einsparen von Energie entgegentritt, um das Überleben zu sichern, wird einem die Logik dieser Prozesse leicht ersichtlich. Ebenso braucht ein Körper, dem nie

[21] vgl. Remington, D.; Fisher, G.; Parent, E.: How to lower your fat thermostat; Vitality House Int., Provo, Utah (USA) 1983

oder selten Anstrengung abverlangt wird, seine energieliefernden Prozesse nicht im Aktiv-Modus zu halten. Für vereinzelte, kurze Aktivitäten, auf die lange Ruhepausen folgen, kann der Körper diese Prozesse auch jedesmal erneut hochfahren. Eine solche Tätigkeit ist Rolfs Krafttraining. Sie hat keinen Ausdauercharakter, und damit nur eine geringe Verbesserung der Ausdauerleistung zur Folge, und sie findet zu selten statt. Durch die Vergrößerung der Muskelmasse steigt Rolfs Setpoint zwar leicht an, aber diese eine Maßnahme ist zuwenig, um richtige Erfolge herbeizuführen. Noch mehr als bei Rolf wird die Unwirksamkeit vereinzelter, intensiver sportlicher Tätigkeiten bei allen (Hobby-)Tennis-/Squashspielern oder etwa bei manchen Joggern deutlich. Rolfs Freund Manfred, ein erfolgreicher Manager, hat nicht viel Freizeit. Einmal in drei bis vier Wochen nimmt er sich jedoch Samstag morgens eine Stunde Zeit, fährt an den Rhein, legt sich sein Handtuch um den Hals und reiht sich in Menge der Läufer ein. Durch und durch auf Leistung getrimmt und sich auch der Seltenheit seines Sporttreibens bewußt, will er es natürlich allen (und sich selbst) zeigen. Er beginnt zu laufen und versucht einen Läufer nach dem anderen zu überholen. Über die langsam dahinzockelnden Jogger kann er eh nur lachen. Obwohl ihm bereits nach wenigen Minuten das Herz bis zum Hals schlägt, hält er durch. Mindestens dreißig Minuten. Dann zurück zum Auto und ab nach Hause. Ein paarmal mußte er sich nach diesen Anstrengungen fast übergeben. Aber er hatte seinen inneren Schweinehund besiegt und es allen gezeigt. Eine Stunde auf der Couch, etwas essen und trinken, die Dusche, und schon fühlte sich Manfred wie ein neuer Mensch. Er hatte schließlich seine Sportlichkeit und auch seine Schnelligkeit unter Beweis gestellt. Warum der Arzt im jedoch beim letzten Besuch einen zu hohen Ruhepuls bescheinigt hatte...? Laufen sollte ihn doch senken...? Und die kleine Rolle an den Hüften wird auch nicht kleiner, eher etwas größer.... Muß am Streß liegen, sagte sich Manfred....

Zurück zum Setpoint und den Auswirkungen von Diäten.
Das Durchführen von Nahrungsrestriktionen macht vor dem Hintergrund der oben aufgeführten Zusammenhänge nur einen Sinn, wenn die Nahrungsaufnahme noch über dem Setpoint liegt. Ist die Nahrungszufuhr dem Setpoint angepaßt, findet keine weitere Gewichtszunahme statt. Eine weitere Einschränkung der Nahrungszufuhr ist nicht sinnvoll, weil der Körper mit allen ihm zur Verfügung stehenden Mitteln versuchen wird, den Status Quo beizubehalten. Eine weitere Körperfettreduktion kann nur über eine Senkung des Setpoints führen. Diese Zusammenhänge machen die Anfangserfolge bei nahezu allen

Diäten aus und erklären auch die Stagnationsphasen, die diesen Anfangserfolgen praktisch immer folgen.

Bei einigen Probanden, die schon vor der Studie „Diät 2000" über eine Umstellung ihrer Ernährung im Sinne einer leichten Kalorienreduktion bzw. einer ausgewogeneren Ernährung etwas Gewicht verloren hatten, wurde dies im Rahmen der Studie sehr deutlich.

Die konsequente und gründliche Betreuung im Rahmen der Studie brachte zum Teil interessante Einzelbeobachtungen mit sich. So beschrieben sieben Probanden, daß sie bereits vor der Studie zum Teil über 12-18 Monate Diäten durchgeführt hatten und so ihr Übergewicht um 7-20 Kilo reduziert hatten. Alle sieben Probanden hatten bisher kein sportliches Training durchgeführt, aber waren von Ärzten bzw. Ernährungswissenschaftlern ausgearbeiteten Diätanleitungen gefolgt. Nach den ersten Erfolgen, die sehr deutlich waren und damit für die Qualität und den Sinn der eingesetzten Diätmaßnahmen sprachen, haben alle sieben Probanden bis zum Beginn der Studie über Zeiträume von fünf Wochen bis zu sieben Monaten trotz Beibehalten der Diät bzw. weiterer kalorischer oder fettkalorischer Einschränkung nicht mehr abgenommen. Die Probanden betrachteten die Teilnahme an der Studie als „letzte Chance", diesen für sie sehr frustrierenden Zustand zu beenden.

Bei allen Probanden wurde nach zwei bis drei Wochen erstmalig wieder ein Sinken des Körpergewichtes und des Körperfettanteils beobachtet. Da die Formula-Diät den verwendeten Diät-Maßnahmen der Probanden sehr ähnelte, scheint die bis dahin ungewohnte regelmäßige sportliche Betätigung im aeroben Bereich der Auslöser für den erneuten Gewichtsverlust/Fettabbau zu sein. Die Tendenz setzte sich bei allen sieben Probanden konsequent bis zum Ende der Studie fort. Bei einem der genannten Probanden wurde bei der Abschlußuntersuchung der höchste Wert an Körpergewichtsverlust ermittelt.

Obwohl es sich bei diesen Beobachtungen um Einzelergebnisse handelt, die weiterer wissenschaftlicher Untersuchung bedürfen, scheinen sie doch für die beschriebene „Setpoint-Theorie"[22] von großer Wichtigkeit zu sein. Bei diesen Probanden war nach den Anfangserfolgen ausgewogener diätischer Maßnahmen eine Stagnation im Gewichtsverlust eingetreten. Durch das Sportprogramm konnte diese Tendenz umgekehrt werden. In der Studie wurde auch eine deutliche Differenz der Ergebnisse zwischen der Nur-Sport- und der Diät/Sport-Gruppe festgestellt, die für die Wirksamkeit eines kombinierten Verfahrens spricht.

---

[22] vgl. Klein, Volker: Fettabbau – Schlank werden und bleiben; Novagenics Verlag, Arnsberg, 1991, S. 20 ff. und: Remington, D.; Fisher, E.: How to lower your fat thermostat; Vitality House Int., Provo, Utah (USA) 1983

▶ Checkliste: Einführung in den menschlichen Stoffwechsel

1 Der Kohlehydratstoffwechsel stellt den Grundpfeiler der Energieversorgung dar. Alle Kohlehydrate (Ausnahme: Ballaststoffe) werden zu Glucose abgebaut. Glucose kann sowohl bei ausreichender Sauerstoffversorgung (aerob) als auch bei unzureichender Sauerstoffversorgung (anaerob) als Energiequelle herangezogen werden.

2 Fette können ausschließlich aerob, also mit Sauerstoff, verstoffwechselt werden. Fette liegen im menschlichen Körper als Triglyzeride vor, d.h. an ein Glyzerinmolekül sind drei Fettsäuremoleküle gebunden. Die Fettverbrennung ist noch langsamer als die aerobe Kohlehydratverbrennung. Bedingt dadurch kann Fett nur als Energiequelle für niedrigste (Ruhe) bis mittlere (langsames Laufen) Belastungen dienen.

3 Die körpereigene Ökonomie bedingt bei ausreichender Sauerstoffzufuhr folgende „Vorfahrtsregeln" bei der Energiegewinnung: Fettstoffwechsel vor Kohlehydratstoffwechsel (aerob) vor Kohlehydratstoffwechsel (anaerob). So wird ein übermäßiger Konzentrationsanstieg des Abbauproduktes Lactat vermieden.

4 Diäten wirken immer nur kurzfristig. Gewichtsverluste sind in aller Regel durch Wasserausscheidung und Abbau von Muskulatur bedingt. Fette werden durch ein bloßes Einschränken der Nahrungsmenge nicht abgebaut.

5 Die verlorene Muskulatur wird nicht wiederaufgebaut, wenn kein Muskelaufbautraining durchgeführt wird. Da Fett aber im wesentlichen über die Muskulatur verstoffwechselt wird, sinkt die Fähigkeit des Körpers, Fette abzubauen, während der Körperfettgehalt beständig zunimmt. Einem ständig sinkenden Anteil aktiver Körpermasse steht dann ein ständig wachsender Anteil an passiver Körpermasse (Fett) gegenüber.

6 Während Kohlehydrate bis zu einer gewissen Menge unmittelbar in Energie umsetzbar sind und somit schnell wieder „verbrannt" werden, gelangen Nahrungsfette immer zuerst in die Fettdepots des Körpers.

7 Um eine dauerhafte Gewichtsreduktion durch wirklichen Körperfettabbau zu erreichen, muß man den Setpoint mittels Bewegung (Ausdauersport, Muskelaufbautraining, Bewegung generell) und einer ausgewogenen und kalorisch angemessenen (nie unterkalorischen) Ernährung zu einem Anstieg der Stoffwechselaktivität, der Thermogenese (Erzeugung von Körpertemperatur) und des Bewegungsverhaltens provozieren.

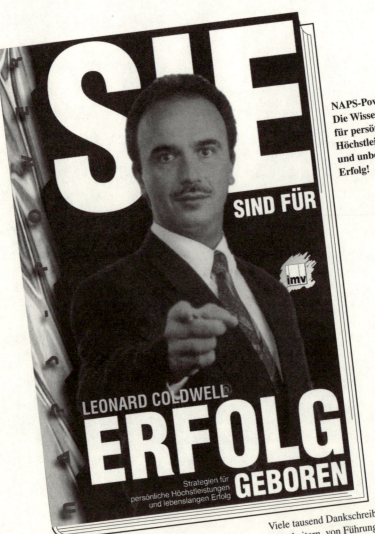

**NAPS-Power–
Die Wissenschaft
für persönliche
Höchstleistungen
und unbegrenzten
Erfolg!**

SIE
SIND FÜR

imv

LEONARD COLDWELL
ERFOLG
GEBOREN

Strategien für
persönliche Höchstleistungen
und lebenslangen Erfolg

Viele tausend Dankschreiben von
Mitarbeitern, von Führungskräften, von
Firmen (z.B. Allianz, Deutsche Vermö-
gensberatung AG, Lufthansa, Hamburg-
Mannheimer, diverse Banken, Bertelsmann
usw.) belegen die Effizienz und sofortige
Anwendungs- und Wirkungsweise von
Leonard Coldwells NAPS-Strategien.

KAPITEL 6

KONSEQUENZEN FÜR DIE TRAININGSMETHODIK

Ausdauertraining im aeroben Bereich
Muskelaufbautraining
Kraftausdauertraining zur Stoffwechselaktivierung
und Mitochondrienvermehrung
Auswahl geeigneter Sportarten

Für die Trainingsmethodik ergeben sich aus diesen Zusammenhängen eine Reihe von Konsequenzen. Um einen dauerhaften Körperfettverlust zu realisieren, bedarf es einer Reihe von ineinandergreifenden Maßnahmen. Weder Fraukes Reduktionsdiäten noch Rolfs Krafttraining bzw. Manfreds samstägliche Läufe scheinen richtig wirksam zu sein. Zu unausgewogen sind diese Methoden, zu unwissenschaftlich, um in wirklich komplexe Vorgänge zielgerichtet einzugreifen. Aber was tun?

▶ Ausdauertraining im aeroben Bereich

Über ein rein aerobes Ausdauertraining wird Depotfett unmittelbar ver-stoffwechselt und damit der Anteil der passiven Masse, wenn auch langsam, so doch stetig verringert. Außerdem wird durch diese Art Training der Set-point auf Dauer nach oben geschoben, weil der Grundumsatz steigt und die Fähigkeit des Körpers, seinen Energiebedarf aus den Fettreserven zu decken, geschult wird. Das ist besonderes für die Menschen sehr wichtig, die durch Bewegungsmangel und falsche Ernährung ihren Stoffwechsel so weit ver-langsamt haben, daß erneutes Durchführen von Diäten keinen weiteren Ge-wichtsverlust mehr nach sich zieht.

Außerdem eignet sich das aerobe Ausdauertraining hervorragend als Auf-wärmtraining vor dem Krafttraining. Die augenblickliche körperliche Akti-vität wird deutlich angehoben[1], die Muskeln werden aufgewärmt und „das Verletzungsrisiko läßt sich deutlich senken".[2]

▶ Rein aerobes Ausdauertraining zum Körperfettabbau

Das Ausdauertraining im aeroben Bereich ist die effektivste Art und Wei-se, Körperfett abzubauen. Empirische Beobachtungen zeigen, daß bei Sport-arten wie etwa Aerobic, Fußball, Basketball o.ä. trotz hohem Gesamtkalorien-verbrauch nicht unbedingt Veränderungen im Körperfettgehalt des Sportlers auftreten. Gleiches gilt für Schwerarbeiter (Bau, Zeche o.ä.). Sportler hinge-gen, die während Training und Wettkampf überwiegend im aeroben Bereich arbeiten, zeichnen sich durchweg durch einen bemerkenswert niedrigen Kör-perfettgehalt aus.

Dazu de Marées: „Besonders in den sog. roten „langsamen" Muskelfasern hat sich durch Ausdauertraining das Mitochondrienvolumen erhöht, die Aktivität der Enzyme des Zitronensäurezyklus und der Atmungskette verbessert, der Myoglobingehalt gesteigert und die Brennstoffvorräte (Glykogen und Fette) sowie die sofort verfügbaren Energiedepots vermehrt. Die gesteigerte Fett-säurenverbrennung – aus Fettsäuren wird vermehrt Acetyl-CoA gebildet – schont die Glykogenreserven."[3]

---

[1] vgl. de Marées, a.a.O., S. 436
[2] Markworth, a.a.O., S. 286
[3] de Marées, a.a.O., S. 451

Mit Ausdauertraining lassen sich also größere Mengen Fett verstoffwechseln als mit anderen, auch kalorisch intensiveren Sportarten. Die Erklärung hierfür ist in der detaillierten Untersuchung der bei unterschiedlichen Belastungen bevorzugten Energiequellen zu finden.

Beschreibung vom Diagramm 2: Kalorischer Anteil der energieliefernden Prozeße in der Skelettmuskulatur.
In Ruhe wird über 90 % der energieliefernden Prozesse in der Skelettmuskulatur durch Depotfette gedeckt. Durch den niedrigen Gesamtumsatz dieser „Belastung" findet natürlich kein nennenswerter Fettabbau statt.[4] Bei geringer Belastung (unter 2 mmol Lactat), beim Gehen mit fünf Stundenkilometern etwa[5], liegt der Anteil der aus Körperfett gewonnenen Energie immer noch bei ca. 85 % (alle Werte immer nur für die Skelettmuskulatur!). Die Energiegewinnung aus Kohlehydraten spielt eine untergeordnete Rolle (circa 15 % gesamt, aerobe Glykolyse). Der Gesamtkalorienverbrauch pro Stunde ist jetzt etwa vier mal so hoch wie in Ruhe. Bei ausreichender Dauer und schlechtem Ausdauertrainingszustand kann Gehen also schon als adäquate Trainingsform zum Fettabbau gewählt werden, vor allem bei schwerem Übergewicht und in der Anfangsphase eines Trainingsprogramms empfiehlt es sich geradezu.
Mit einer Wert knapp unter 3 mmol Lactat, das entspricht einer Belastung, die von den Probanden verschiedener Untersuchungen auf einer sechsstelligen Skala (sehr gering, gering, mäßig, mittel, submaximal und maximal) als „mäßig" bezeichnet wurde, wird bei einer relativ hohen Gesamtkalorienzahl (ca. 500 kcal./h) immer noch etwa 80 Prozent der gesamten im Muskel verarbeiteten Energie aus dem Depotfett rekrutiert.
Die Energiegewinnung aus Kohlehydraten spielt weiterhin eine untergeordnete Rolle (ca. 20 % gesamt, davon etwa 5 % anaerobe Glykolyse und etwa 15 % aerobe Glykolyse). Diese Belastung entspricht etwa einem Lauftempo von 7,5-9 Stundenkilometern.[2]
Eine weitere Steigerung der Intensität, beim Laufen etwa eine Steigerung auf 10,5 Stundenkilometern[2], bringt nicht etwa eine weitere Verbesserung dieser Bilanz.
Im Gegenteil, trotz gestiegenem Gesamtkalorienumsatz (etwa 670 kcal./h), sinkt der Anteil der verstoffwechselten Depotfette auf etwa 50 %. Der Lactatwert steigt bei dieser Belastung auf etwa 4 mmol. Er liegt damit im Bereich der anaeroben Schwelle.

---

[4] vgl. Stemper, Theo: Fett abbauen, in: Sportstudio und Fitness-Center, 1993
[5] Alle Laufgeschwindigkeiten aus: Spitzer, Hettinger, Kaminsky: Tafeln für den Energieumsatz bei körperlicher Arbeit, Barth Verlag, Berlin/Köln, 1982

Dieser Bereich wird von reinen Ausdauersportlern im Wettkampf angestrebt, weil durch die gleichmäßige Verteilung der energieliefernden Quellen (50 % Fett, 35 % aerobe Glykolyse und 15 % anaerobe Glykolyse) eine Ausdauerleistung über große Zeiträume möglich bleibt. Aus Diagramm 2 wird deutlich, daß bei einer mäßigen Belastung ca. 480 Fettkalorien pro Stunde in der Skelettmuskulatur verstoffwechselt werden, bei mittlerer Belastung jedoch nur ca. 330 Fettkalorien pro Stunde. Trotz gestiegenem Arbeitseinsatz (Belastung) verschlechtert sich die Effizienz in Hinblick auf den Fettabbau.

Bei einem weiteren Ansteigen der Belastung wird die Bilanz immer schlechter. Bei ca. 7 mmol Lactat, entsprechend einem Lauftempo von etwa 15 Stundenkilometern[6, 2], beträgt der Anteil der Depotfette an der Energiebereitstellung nur noch 10 %. Bei durchschnittlich 900 verbrannten Kalorien pro Stunde werden nur etwa 90 Kalorien aus dem Depotfett abgegeben. Dies entspricht annähernd dem Ruhewert. Über 7 mmol Lactat kommt die Fettverbrennung endgültig zum Stillstand, die Energie wird im Verhältnis 20 zu 80 aus aerober Glykolyse und anaerober Glykolyse gewonnen.

▶ Muskelaufbautraining

Um Muskelabbau und negative Auswirkungen auf den Setpoint zu vermeiden, muß der Körper punktuell, im Bereich der Muskulatur, einen anabolen (aufbauenden) Reiz erhalten. Mehr Muskeln enthalten mehr Mitochondrien. Das ist besonders wichtig, weil das Körperfett hauptsächlich in den Mitochondrien der Muskelzelle verstoffwechselt wird. Eine Verminderung der aktiven Körpermasse (Muskulatur) steht also dem Ziel Körperfettabbau direkt konträr gegenüber.

Bei der Auswahl der Übungen sollte Wert darauf gelegt werden, daß alle wichtigen Muskelgruppen des Körpers (Brust, Schultern, Rücken, Arme, Bauch, Oberschenkel, Gesäß und Unterschenkel) berücksichtigt werden. Die Pausen zwischen den einzelnen Übungen sollten so kurz wie möglich sein und lediglich ein Wechseln des Gerätes zulassen. Da die Belastung von Übung zu Übung auf andere Muskelgruppen verschoben wird, kann sich der gerade trainierte Muskel während des Trainings des nächsten Muskels erholen.

---

[6] Alle Laufgeschwindigkeiten aus: Spitzer, Hettinger, Kaminsky: Tafeln für den Energieumsatz bei körperlicher Arbeit, Barth Verlag, Berlin/Köln, 1982

▶ Kraftausdauertraining zur Stoffwechselaktivierung und Mitochondrienvermehrung

Durch diese Form des körperlichen Trainings wird der Stoffwechsel-Gesamtumsatz angehoben und deshalb auch nach dem Training (in Ruhe) eine erhöhte Energieanforderung durch die Skelettmuskulatur angeregt. Gerade bei Menschen mit einer langjährigen Neigung zu Übergewicht hat sich der Stoffwechsel häufig auf eine bewegungsarme Lebensweise eingestellt und kann das oft parallele kalorische Überangebot nicht durch vermehrte Thermogenese oder Bewegung verarbeiten. Durch den Kraftausdauercharakter der Trainingsform bleibt der Stoffwechsel während der gesamten Trainingseinheit im aeroben Bereich, d.h. er liegt deutlich über dem gewohnten Bewegungsverhalten (über der Reizschwelle), aber immer in einem Bereich, in dem der wesentliche Anteil der verbrauchten Energie auch tatsächlich aus dem Depotfett herangezogen wird (siehe auch Diagramm 2).
Neben der Stoffwechselaktivierung kommt es bei der beschriebenen Trainingsform auch zu einer weiteren Vermehrung der Mitochondrien, denjenigen Bestandteilen der Muskelzelle, in denen Depotfett in zur Muskelarbeit verfügbaren Energie gespalten wird.[7] Eine Vermehrung dieser Zellorgane bedeutet natürlich auch eine gleichzeitige Steigerung des Grundumsatzes und des Energiepotentials bei körperlicher Arbeit.

▶ Auswahl geeigneter Sportarten

Im folgenden möchte ich Ihnen eine Reihe Sportarten aufzählen, die ich aus unterschiedlichen Gründen für besonders geignet halte, wenn Sie Übergewicht haben und es loswerden wollen. Sie können die meisten dieser Sportarten sowohl im allgemeinen Ausdauerbereich wie auch im Bereich des rein aeroben Ausdauertrainings trainieren. Einige eignen sich sogar für das Kraftausdauertraining. Lassen Sie sich von einem Trainer anleiten, wenn Sie die korrekte Technik der Sportart erlernen wollen. Probieren Sie ruhig mehrere aus und bringen Sie Abwechslung in Ihren Trainingsplan. Sie vermeiden so Langeweile und machen sich darüber hinaus von äußeren Faktoren wie etwa dem Wetter unabhängig.

---

[7] vgl. Markworth, a.a.O., S. 240

Laufen

Laufen ist grundsätzlich gut für ein aerobes Ausdauertraining geeignet. Allerdings muß man einige Dinge beachten. Obwohl Laufen keine großen Anforderungen an die Ausrüstung stellt, sollte man auf keinen Fall bei den Laufschuhen sparen. Gute Laufschuhe bieten dem Fuß gleichermaßen guten Sitz, ausreichend Platz und eine gute Dämpfung. Der gute Sitz ist wichtig, damit der Schuh nicht drückt oder rutscht. Er sollte ausreichend Platz bieten, um eine Abroll- bzw. Abknickbewegung des Fußes zuzulassen, ohne daß dabei die Zehen vorne anstoßen. Das wichtigste aber ist eine gute Dämpfung. Der Schuh, besser gesagt seine Sohle muß auf das Körpergewicht, den Laufstil und den überwiegend benutzten Laufuntergrund (Waldboden, Asphalt o.ä.) abgestimmt sein. Ansonsten geht ein Großteil der Belastungen, die beim Laufen auftreten, auf die Sprung- oder Kniegelenke, Hüften oder die Wirbelsäule. Lassen Sie sich in einem Sport- oder Laufsportgeschäft ausführlich beraten. Benutzen Sie Laufschuhe nicht zu lange, weil die Sohle unter der Belastung schnell altert und dann ihre Aufgabe nicht mehr erfüllen kann.

Beim Laufen ist die Belastungsintensität vor allem für Untrainierte und schwer Übergewichtige oft zu hoch. Wenn Sie mit dem Laufen gerade beginnen, sollten Sie einer Laufgruppe beitreten, die unter fachkundiger Anleitung eines Trainers durchgeführt wird. Krankenkassen, Sportstudios und Sportvereine bieten solche Laufgruppen an.

Radfahren/Mountainbiken

Beim Radfahren ist der Materialaufwand höher als beim Laufen, dafür hat es ein paar entscheidende Vorteile. Sie können selbst mit geringen Belastungsintensitäten schon mit moderaten Geschwindigkeiten durch die Gegend fahren (die Übersetzung macht es möglich). Wählen Sie nach Möglichkeit ein Fahrrad mit Gangschaltung. Sie können dann die Übersetzung noch besser an Ihre Kondition und die Radstrecke oder den Gegenwind anpassen. Ob Sie ein Hollandrad, ein Rennrad oder ein Mountainbike wählen, ist grundsätzlich egal. Ihr Geschmack entscheidet. Ein anderes Ausrüstungsteil ist dagegen keine Geschmacksfrage. Fahren Sie nie ohne Helm! Über 90 % aller nennenswerten Radverletzungen sind schwere Kopfverletzungen und hätten mit einem Helm vermieden oder gemildert werden können.

Radfahren schont die Gelenke, weil Sie einen runden Bewegungsablauf haben. Achten Sie beim Kauf eines Fahrrades auf die richtige Rahmenhöhe. Es gibt unterschiedliche Geometrien für Männer und Frauen. Lassen Sie sich im Fachgeschäft beraten.

Mit einem Rennrad oder einem normalen Rad können Sie auf glattem Untergrund hervorragend nach der Dauer- und der Intervallmethode trainieren. Mit einem Mountain Bike geht das natürlich genau so gut, darüber hinaus sind diese Räder sehr stabil und können Ihnen auch unbefestigtes Gelände und die Bergwelt erschließen. Wenn Sie im Gelände, das heißt auf wechselndem Untergrund bergauf und bergab fahren, verlagern Sie Ihr aerobes Ausdauertraining automatisch in den Bereich des Intervalltrainings.

Schwimmen

Wenn Sie eine Sportart suchen, die den passiven Bewegungsapparat noch mehr schont, liegen Sie mit Schwimmen genau richtig. Der Auftrieb des Wassers reduziert Ihr Körpergewicht auf etwa ein Drittel des Wertes, der für gewöhnlich auf Ihren Gelenken lastet. Schwimmen ist für alle Ausdauertrainingsmethoden gut geeignet und erfordert außer Badebekleidung und Eintrittskarte für ein Schwimmbad nicht viel Material. Investieren Sie in eine gute Schwimmbrille und erlernen Sie einen oder mehrere Schwimmstile richtig. Schwimmeister oder Vereinstrainer können Ihnen dabei behilflich sein. Durch einen Reflex sinkt Ihr Herzschlag um etwa 10 Prozent, wenn Sie mit dem Gesicht das Wasser berühren. Denken Sie an dieses Phänomen, wenn Sie Ihren Trainingspuls für ein Schwimmtraining berechnen. Sie müssen gegenüber anderen, „trockenen" Trainingsmethoden einen etwa 10 Prozent niedrigeren Puls wählen, um in den gleichen Trainingsbereichen zu bleiben.

Skilanglauf

Skilanglauf hat einen großen Haken. Sie brauchen Schnee unter den Brettern. Es sei denn, Sie benutzen ein Skilanglauftrainingsgerät, wie es in vielen Studions steht. Skilanglauf ist, mit der klassischen Technik betrieben, ebenfalls gelenkschonend und kann bis ins hohe Alter betrieben werden. Die allgemeine Verletzungsgefahr ist gering. Diese Sportart eignet sich sehr gut für ein aerobes Ausdauertraining nach der Dauermethode. Durch das Training fast aller Muskeln des Bewegungsapparates ist Skilanglauf ideal für ein Fettreduktionstraining geeignet.

Rollerblading (Inline-Skating) oder Eislaufen

Rollerblading, auch Inline-Skating genannt, oder Eislaufen können Sie im Winter wie im Sommer als Abwechslung in Ihr aerobes Ausdauertraining einbauen. Beide Sportarten sind recht gelenkschonend, wenn man von Stürzen und Sprüngen einmal absieht. Dennoch sollten Sie Ihre Fitness schon etwas verbessert haben, bevor Sie mit diesen Sportarten beginnen. Die Erfolgserlebnisse sind dann größer und Sie werden sich sicherer fühlen. Tragen Sie beim Rollerblading immer eine Schutzausrüstung, die aus Handschuhen, Handgelenk-, Ellenbogen- und Knieprotektoren besteht. Tragen Sie unbedingt einen Helm. Stürze gehören einfach zu diesem Sport, deswegen sollte man immer entsprechend vorbereitet und geschützt sein. Fahren Sie immer vorsichtig und vorausschauend. Verhalten Sie sich Fußgängern gegenüber rücksichtsvoll.

Aerobic oder Step-Aerobic
Aerobic oder Step-Aerobic-Kurse sind ebenfalls gut für das aerobe Ausdauertraining geeignet, wenn man einen Kurs mit der richtigen Belastungsintensität wählt. Low-impact Aerobic verzichtet auf Sprünge und Hüpfer und ist daher gelenkschonender als High-impact Aerobic. Beim Aerobic treffen Sie viele sportbegeisterte Menschen, die unter sachkundiger Anleitung ausgebildeter Trainer zusammen tranieren. Die Gruppendynamik ist oft mitreißend und motivierend. Wenn die Kurse gut aufgebaut sind, lernt man die Schrittfolgen schnell. Beim Step-Aerobic bewegt man sich nicht nur auf dem ebenen Boden, sondern nutzt eine verstellbare Stufe (Step) als Trainingsgerät. Wem tänzerische Elemente mehr liegen, den werden Funk- oder Hip-Hop-Kurse interessieren. Aerobic oder Step ist übrigens kein Frauensport! In vielen Kursen werden auch Männer gerne gesehen.

Wassergymnastik
Wer sehr hohes Übergewicht hat oder wer aufgrund von Gelenkschäden Probleme mit den oben genannten Sportarten hat, sollte einmal an einer Wassergymnastikstunde teilnehmen. Auch hier wird der Bewegungsapparat durch den Auftrieb des Wassers entlastet. Die Bewegungen werden gegen den Wasserwiderstand durchgeführt. Durch eine Veränderung des Bewegungstempos läßt sich der Widertstand stufenlos anpassen. Die Wassertemperatur hat einen positiven Effekt auf manche Krankheiten. Wassergymnastik kann aerobicähnlich als aerobes Ausdauertraining durchgeführt werden oder mit Bewegungen aus dem Krafttraining als Kraftausdauertraining. Angebote finden Sie in den Schwimmbädern, bei Vereinen und Krankenkassen.

▶ Checkliste: Konsequenzen für die Trainingsmethodik

1 Depotfett wird mit aerobem Ausdauertraining unmittelbar verstoffwechselt. Damit wird der Anteil der passiven Masse kontinuierlich verringert.

2 Durch aerobes Ausdauertraining wird der Setpoint auf Dauer nach oben geschoben, weil aerobes Ausdauertraining den Grundumsatz ansteigen läßt.

3 Ein Krafttraining sollte in jedem Fall durchgeführt werden, um den Anteil der aktiven Körpermasse zu erhalten oder zu vergrößern.

4 Bei der Auswahl der Übungen sollte Wert darauf gelegt werden, daß alle wichtigen Muskelgruppen des Körpers (Brust, Schultern, Rücken, Arme, Bauch, Oberschenkel, Gesäß und Unterschenkel) berücksichtigt werden. Nutzen Sie den Trainingseffekt verschiedener Sportarten. Ihr Training sollte abwechslungsreich sein und Spaß machen!

5 Durch Kraftausdauertraining wird der Stoffwechsel-Gesamtumsatz und der Grundumsatz angehoben und deshalb auch nach dem Training (in Ruhe) eine erhöhte Energieanforderung durch die Skelettmuskulatur angeregt.

6 Beim Kraftausdauertraining sollte der Stoffwechsel im aeroben Bereich bleiben (niedrige Intensität/Gewichte, hohe Wiederholungszahlen, keine Pausen).

7 Neben der Stoffwechselaktivierung kommt es beim Kraftausdauertraining auch zu einer Vermehrung der Mitochondrien, in denen dann mehr Depotfett in zur Muskelarbeit verfügbaren Energie gespalten werden kann.

KAPITEL 7

SPORT UND FETTREDUKTION

Ohne Sport geht es nicht!

Kleine Trainingslehre:
Superkompensation, Belastungsnormative,
Periodisierung, Intensität, Umfang

Die Trainingsziele:

- Verbesserung der Technik
- Verbesserung der Ausdauer
- Verbesserung der Kraft
- Verbesserung der Beweglichkeit
- Muskelaufbau
- Fettabbau

Auswahl geeigneter Sportarten

Ohne Sport geht es nicht!

Wenn wir von Fettabbau reden, kommen wir um Sport nicht herum. Eine reine Kalorienreduktion beantwortet der Körper wie ein bockiges Kind mit einer Trotzreaktion; er speichert noch mehr Fett. Doch kann mit Sport in diesem Zusammenhang nicht das ganze Spektrum des Sportes gemeint sein. Aus den Kapiteln 5: „Einführung in den menschlichen Stoffwechsel" und 6: „Konsequenzen für die Trainingsmethodik" wissen wir, daß sowohl aerobes Ausdauertraining wie auch ein Muskelaufbautraining entscheidende Waffen im Kampf gegen das überschüssige Körperfett sind. Es gibt aber eine Vielzahl von Faktoren zu beachten, wenn man diese Mittel sinnvoll einsetzen will. Lesen Sie die folgenden Seiten und erfahren Sie mehr über die wichtigsten Zusammenhänge der modernen Sportwissenschaften.

94

▶ Kleine Trainingslehre

Wenn wir an dieser Stelle von Sport sprechen, sprechen wir von sportlichem Training. Unter Training versteht man eine sportliche Tätigkeit, die geeignet ist, die motorischen Grundeigenschaften Kraft, Ausdauer, Beweglichkeit, Geschicklichkeit und Schnelligkeit oder die Technik in einer Bewegung/Sportart zu verbessern. Dabei nutzt man die Fähigkeit des Körpers, auf Umweltreize mit Veränderungen zu reagieren. Diese Reize müssen sich in der Intensität, der Dauer, der Wiederholungsfrequenz oder im Umfang deutlich vom Gewohnten unterscheiden. Man spricht dann von überschwelligen Reizen, die zur Superkompensation führen. Für Trainingsreize gelten verschiedene Belastungsnormative, die man als Steuergrößen gegeneinander verschieben kann, um unterschiedliche Trainingsziele zu erreichen.

Natürlich gibt es neben sportlichem Training auch noch andere Sportarten, die man rein aus Freude an der Bewegung, am Spiel, an der Geselligkeit oder wegen anderen Gründen ausführt. Dazu können Sportarten wie Bogenschießen, Kegeln, alle Ballspiele, Yoga, Tennis, Squash, Badminton, Reiten, Surfen, Jazzdance und noch vieles mehr gehören. Ich möchte Ihnen keineswegs den Spaß an diesen schönen Hobbys verderben. Machen Sie alles, was Ihnen Freude macht. Sie schaffen sich so einen Ausgleich für Arbeit und Training, lernen neue Menschen kennen, machen vielfältige Erfahrungen und schulen motorische und geistige Fähigkeiten, auf die in diesem Buch zwar nicht näher eingegangen wird, die ich aber deswegen keineswegs verleugnen oder abwerten möchte. Alle diese Tätigkeiten können Ihr Leben bereichern, aber nicht alle sind geeignet, um Körperfett zu reduzieren, den Grundumsatz zu erhöhen oder die Muskeln Ihres Körpers hungriger und leistungsfähiger zu machen. Ziehen Sie eine klare Trennlinie zwischen zielorientiertem Training und „zweckfreiem" Ausgleichssport oder Hobby.

▶ Superkompensation

Das Phänomen der Superkompensation ist die wichtigste Grundlage für Anpassungserscheinungen auf Trainingsreize. Der menschliche Körper wird bei jeder Belastung erschöpft. In der Nachbelastungsphase (Erholung) ist er bestrebt, den Belastungsreiz zu kompensieren, d.h. die verbrauchte Energie wieder aufzufüllen und beschädigtes Gewebe zu reparieren. Wenn der alte Zustand (vor Belastung) wieder erreicht ist, laufen diese Kompensationsmechanismen noch eine Zeitlang weiter. Der Körper füllt seine Energiedepots überschießend auf und baut mehr Gewebe an, um einer erneuten Belastung besser standhalten zu können. Erfolgt nun innerhalb einer gewissen Zeit keine neue Belastung, werden die Überschüsse wieder auf das Niveau vor Belastung abgebaut. Erfolgt aber im ansteigenden Teil der Superkompensationsphase eine erneute Belastung, wird der Körper wieder erschöpft und superkompensiert erneut. Da die Belastung auf einem leicht erhöhten Leistungsniveau erfolgt, darf sie auch geringfügig höher sein. Die Belastungsreize dürfen keinesfalls in dem Teil der Erholungsphase liegen, in dem das Leistungsniveau noch unter dem vor Belastung liegt. Sollte das wiederholt passieren, arbeitet man sich in eine immer tiefere Erschöpfung hinein, die schließlich zum Übertraining führt.

Diagramm 3: Superkompensation (Schematische Darstellung)

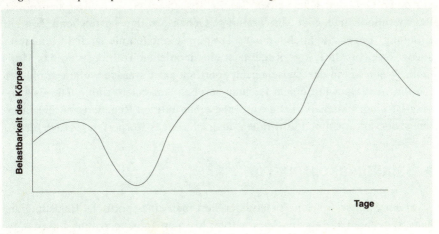

Die Kurve stellt den Belastungszustand des Körpers dar. Im obigen Diagramm ist der Körper in den ersten beiden Tagen ausgeruht und leistungsfähig. Am Tag zwei erfolgt ein intensives Training, das den Körper in eine tiefe Erschöpfung treibt. Die Kurve geht weit unter das Normallevel. In dieser Zeit ist nicht nur die Leistungsfähigkeit eingeschränkt, sondern auch die Erholungsfähigkeit. Sogar die Immunabwehr ist leicht beeinträchtigt.

Im Laufe des dritten und vierten Tages erholt sich der Körper jedoch soweit, daß nicht nur die alte Leistungsfähigkeit wiederhergestellt ist, sondern diese sogar etwa über dem ursprünglichen Zustand liegt. Dieser Zeitpunkt, in unserem Beispiel der fünfte Tag, ist ideal für ein neuerliches Training.

Die Trainingsintensität (oder, beim Ausdauertraining, der Trainingsumfang) können im Vergleich zum letzten Training leicht gesteigert werden. Die Trainingsreize treiben den Körper auch nicht so weit in die Erschöpfung wie zuvor, weil das Ausgangsniveau ja höher als vor dem letzten Training ist. Im Idealfall wiederholt man diesen Vorgang, bis die gewünschte Leistungsfähigkeit erreicht ist.

Bitte bedenken Sie, daß dieses Diagramm stark vereinfacht ist. Der kritische Wert für Ihre Trainingsplanung ist immer der Gipfel Ihrer persönlichen Erholungskurve, die Spitze der Superkompensation. Sie werden diesen Gipfel aber vermutlich nie oder höchstens zufällig genau treffen. Der Abstand zwischen den Trainingseinheiten, den Sie einhalten sollten, hängt von vielen Faktoren ab. Dazu zählen Art, Dauer und Intensität des Trainings, aber auch persönliche Fitneß, individuelle Regenerationsfähigkeit und Art und Weise der Regeneration. Auch die Ernährung kann eine wichtige Rolle spielen. Tun Sie sich nur einen Gefallen: Übertreiben Sie nicht! Der Körper verändert sich in den Regenerationzeiten, nicht im Training! Geben Sie ihm ausreichend Zeit zur Erholung! Legen Sie hochintensive Trainingseinheiten nie zu dicht hintereinander. Zwei bis drei Tage Ruhe nach einem solchen Training sind das Minimum. Wenn Sie in der Zwischenzeit sportlich aktiv werden wollen, trainieren Sie Ihre Ausdauer mit einem leichten aeroben Ausdauertraining. Dieses Training ist niedrigintensiv, kann im Sinne einer aktiven Regeneration die Erholungszeit verkürzen und hilft Ihnen, überschüssiges Körperfett loszuwerden.

▶ Belastungsnormative

In der Sportwissenschaft charakterisiert man eine sportliche Belastung anhand sogenannter Belastungsnormative. Mit den folgenden fünf Belastungsnormativen kann man genaue Aussagen über unterschiedliche Sportarten, Trainingsformen und deren Wirkung auf den Organismus machen.

- Reizintensität: Meßbar in Watt, Kilogramm, Meter, Meter pro Sekunde etc.
- Reizumfang: Dauer der Trainingseinheit
- Reizdichte: Verhältnis von Reizen/Pausen pro Trainingseinheit
- Reizhäufigkeit: Anzahl der Reize pro Trainingseinheit
- Reizdauer: Einwirkzeit des einzelnen Reizes

Die unterschiedliche Betonung der Belastungsnormative verändert den Charakter des Trainings in Hinsicht auf die Trainingsziele. Bevor Sie ein Training beginnen, müssen Sie sich über die Zielsetzung für die erste Trainingsperiode genau im Klaren sein.

Nur so können Sie zielgerecht trainieren. Die Aussage „Ich möchte Abnehmen, möchte sportlicher werden." oder ähnliches reicht alleine nicht aus. Wenn Sie dagegen formulieren: „Ich möchte Unterhautfettgewebe verlieren!" geht daraus hervor, daß ein aerobes Ausdauertraining unabdingbarer Bestandteil Ihres Trainingsprogramms ist. Stellen Sie dann fest, daß Sie nicht fit genug sind, um meinetwegen 15 Minuten im aeroben Bereich zu laufen oder Rad zu fahren, muß Ihr Trainingsziel heißen: „Ich muß meine Ausdauer verbessern!"
In diesem Falle würden Sie ein allgemeines Ausdauertraining nach der Dauermethode oder der Intervallmethode in Ihr Trainingsprogramm aufnehmen, bis sich Ihre Kondition soweit verbessert hat, daß Sie ausreichend lange aerob trainieren können. Es ist nicht möglich, alle Trainingsziele gleichzeitig optimal zu trainieren. Deswegen wird ein Trainingsjahr in mehrere Trainingszyklen unterteilt, in denen mit unterschiedlichen Methoden und Techniken verschiedene Ziele verfolgt werden. Man spricht hier von einer Periodisierung.

▶ Periodisierung

Man unterteilt ein Trainingsjahr in Makrozyklen, Mesozyklen und Mikrozyklen. Für das Fett-weg-Training empfehle ich, das Trainingsjahr in vier je dreimonatige Makrozyklen aufzuteilen. Diese wiederum enthalten dann drei vierwöchige Mesozyklen (Monate), welche dann in vier einwöchige Mikrozyklen (Wochen) unterteilt werden.
Für Wettkampfsportler orientieren sich diese Zyklen und ihre Verteilung am Terminplan des Wettkampfjahres. Werden zwei oder drei Wettkämpfe über

das Jahr verteilt bestritten, arbeitet man entsprechend mit zwei oder drei (kürzeren) Makrozyklen.

▶ Übertraining

Übertraining ist ein Zustand angehäufter Erschöpfung, der durch zu häufiges, zu intensives Training und/oder unzureichende Regeneration zwischen den Trainingseinheiten entsteht. Nicht der Trainingsbelastung angepaßte Ernährung und zusätzliche psychische Belastung können verstärkend wirken. In diesem Zustand braucht der Körper erheblich mehr Zeit zur Erholung und Superkompensation als normalerweise. Bei einem Festhalten am gewohnten Trainingsplan, der das Übertraining induziert hat, trifft der nächste Trainingsreiz immer in den Teil der Erholungsphase, in dem der Körper noch geschwächt ist. Auf diese Weise treibt man ihn von Training zu Training in eine tiefere Erschöpfung, bis entweder die Energiereserven völlig verbraucht sind und kein weiteres Training mehr möglich ist oder die Gewebsstrukturen so überlastet sind, daß es zu Verletzungen kommt.

Erste Anzeichen für Übertraining können Trainingsunlust, Schwäche, starke Müdigkeit oder Schlaflosigkeit sein, auch Kopf-, Muskel- und Gelenkschmerzen und erhöhter Ruhepuls. Gegenmaßnahmen sind längere Trainingspausen bis zur vollständigen Erholung und Regeneration und ein deutlich eingeschränktes Trainingsprogramm bei Wiederaufnahme des Trainings.

Bei der Zusammenstellung des Trainingsplans müssen Sie immer darauf achten, daß Ihr Körper nicht übermäßig belastet wird und Sie unbedingt ausreichende Regenerationszeiten einhalten. Dabei sind auch Faktoren wie Arbeitsbelastung, andere Sportarten oder psychische Belastung zu beachten.

> **MERKE:**
> Übertraining ist kontraproduktiv!
> Der Körper wächst in der Regenerationsphase, nicht im Training!

Diagramm 4: Übertraining (Schematische Darstellung)

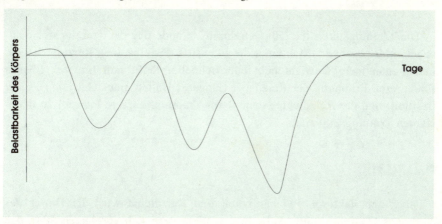

Auch in diesem Diagramm stellt der Graph wieder den Belastungzustand des Körpers dar. Wieder erfolgt am zweiten Tag ein anstrengendes, hochintensives Training. Diesmal wird aber mit dem zweiten Training nicht abgewartet, bis die Kurve wieder auf dem Normalniveau liegt oder sogar darüber angestiegen ist (vergleiche Diagramm Superkompensation). Der zweite Trainingsreiz wird zu früh gesetzt. Die Kurve fällt weiter in die Erschöpfung. Wird dieser Vorgang wiederholt, vertieft sich die Erschöpfung im Laufe der Zeit so lange, bis ein weiteres Training mit der gewohnten Intensität kaum noch durchführbar ist. Der Körper braucht jetzt eine längere Zeit, um sich vollständig zu erholen und wieder Kondition aufzubauen. Wenn Sie Anzeichen von Übertraining an sich entdecken, pausieren Sie am besten ein bis zwei Wochen mit jeglichen anstrengendem Training. Geben Sie dem Körper eine Chance, seine Depots wieder aufzufüllen und erneut leistungsfähig zu werden.

Bedenken Sie bitte, das nicht nur das Training anstrengend ist. Viele Menschen vergessen andere Belastungen wie etwa körperliche Arbeit oder starke innere Anspannung. Wenn Sie neben Ihrem normalen Job über zwei Wochen an einem Riesenumzug mitarbeiten und bis spät in die Nacht renovieren, tapezieren und Kartons schleppen, können Sie sich nicht noch zusätzlich die gewohnten Trainingseinheiten zumuten!

▶ Intensität

Die Trainingsintensität läßt sich durch Veränderung der Trainingsreize anheben oder absenken. Man kann die Intensität des einzelnen Reizes erhöhen, indem man mehr Gewicht hebt oder schneller läuft, radfährt etc.. Ebenso führen eine Erhöhung der Reizdauer (längeres Halten eines Gewichtes, einer Position) und der Reizdichte (schnelleres Training, kürzere Pausen) zu intensiveren Trainingseinheiten.

▶ Umfang

Über den Faktoren Reizhäufigkeit und Reizdichte wird die **Dauer** des Trainings (Trainingsumfang) bestimmt. Wenn man sich vor Augen führt, daß jeder Mensch nur über eine bestimmte Belastbarkeit verfügt, wird schnell klar, das man die Belastungsfaktoren Umfang und Intensität nicht gleichzeitig beliebig steigern darf. Wenn man eine Steigerung in einem der beiden Bereiche vornimmt, sollte der andere entsprechend eingeschränkt werden.

> **MERKE:**
> Trainingseinheiten sind lang und wenig intensiv
> oder kurz und hochintensiv!
> Langes und hochintensives Training schließen einander aus!
> (> Übertraining)

▶ Trainingsziele

Wir unterscheiden beim sportlichen Training folgende Trainingsziele:

- Verbesserung der Technik
- Verbesserung der Ausdauer
- Verbesserung der Kraft
- Verbesserung der Beweglichkeit
- Muskelaufbau
- Fettabbau

In der Praxis ergeben sich für die sechs Trainingsziele folgende Methoden:

Verbesserung der Technik

Um eine Verbesserung von technischen Elementen zu erzielen, muß die Belastung so niedrig gewählt werden, daß sie weder die Konzentration noch die eigentliche Durchführung der Übung beeinträchtigt. Für den Anfänger bedeutet das ein niedrigstintensives Training. Da der Anfänger jedoch auf alle ungewohnten Trainingsreize heftig mit Anpassung reagiert, bringt dieses Techniktraining gleichzeitig eine deutliche Verbesserung der Leistungsfähigkeit mit sich.

Auch der Fortgeschrittene sollte sich nicht davor scheuen, bei dem Erlernen neuer Übungen oder Methoden immer wieder eine sehr niedrige Intensität zu wählen. Eine zu schnelle Erhöhung der Intensität geht immer zu Lasten der Technik und birgt damit die Gefahr von Ineffektivität oder Verletzung.

Ausdauer

Das Ausdauertraining ruft eine Verbesserung der Herz/Kreislaufleistung hervor, die dann sowohl in Ruhe wie auch unter Belastung spürbar wird. Der Körper funktioniert effizienter und wird ermüdungsresistenter. Zwei Methoden sind für diesen Zweck geeignet:

■ Die Dauermethode: Hier wird mit einer gleichmäßigen Belastung über einen längeren Zeitraum trainiert (Beispiel: Dauerlauf). Bei entsprechenden Regenerationszeiten erzielt man von Training zu Training eine leichte Verbesserung, die dazu führt, daß man immer länger trainieren kann. Eine Steigerung der Intensität (Dauerlauf: Temposteigerung) führt zu einem Rückschritt in der möglichen Belastungsdauer (Umfang). Diese muß dann mit der neuen Intensität erst allmählich wieder gesteigert werden.

Diagramm 5: Ausdauertraining nach der Dauermethode

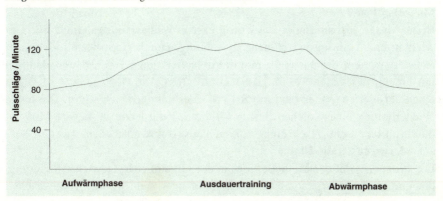

■ Die extensive Intervallmethode: Diese Methode führt zu einer raschen Anpassung des Herz/Kreislaufsystems, insbesondere durch eine Kräftigung und Vergrößerung des Herzens. Damit ist eine verbesserte physiologische Ausgangssituation für Ausdauerleistungen und allgemeine Belastungen gegeben. Bei dieser Methode wechseln Phasen mit relativ hoher Belastung (Pulsfrequenz: 180 minus Lebensalter) mit sogenannten lohnenden Pausen. Meistens wechseln 6-10 jeweils 1-3-minütige Phasen hoher Belastung mit lohnenden Pausen (Pulsfrequenz sinkt bis etwa 100 Schläge pro Minute) von ca. 2-5 Minuten ab.

Lohnende Pausen sind Pausen, in denen man sich nicht vollständig erholt, das heißt der Puls geht nicht bis auf das Ausgangsniveau vor Belastung zurück, sondern bleibt gegenüber dem Ruhepuls deutlich erhöht. Damit hält man den Körper in einem Zustand der erhöhten Leistungsbereitschaft und vermeidet die „Warmlaufphase" vor jeder neuen Belastung.

Diagramm 6: Ausdauertraining nach der Intervallmethode

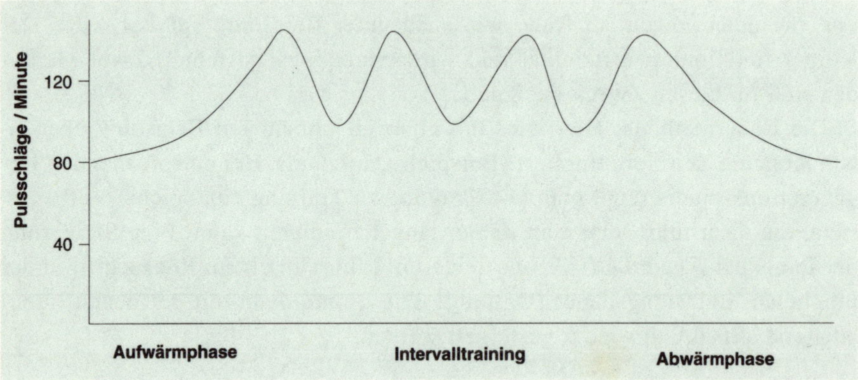

Muskelaufbau

Beim Muskelaufbau findet das „progressive Widerstandstraining" mit Gewichten und Trainingsmaschinen Anwendung. Durch eine spezielle Übungsauswahl werden die Muskeln möglichst isoliert angesprochen und dadurch mit einem maximalen Trainingsreiz konfrontiert. Die Bewegung wird gegen einen definierten Widerstand mit 8-15 Wiederholungen ausgeführt. Die letzte Wiederholung eines solchen Satzes sollte auch die letzte in diesem Moment durchführbare sein. Nach einer kurzen Pause führt man einen zweiten Satz aus oder wechselt die Übung.

Die Progressivität der Methode liegt in der allmählichen Gewichtssteigerung, die immer dann vorgenommen wird, wenn man mehr als die vorgesehenen

Wiederholungen ausführen kann. Nach der Steigerung im Trainingsgewicht sollte die untere Zahl des vorgesehenen Wiederholungsspektrums ausgeführt werden können. Von Trainingseinheit zu Trainingseinheit steigert man den Umfang (die Wiederholungszahl) dann wieder bis an die obere Grenze.

Für Anfänger sind, vor allem unter dem Gesichtspunkt der allgemeinen Anpassung und des Erlernens von Übungen und Technik, die Wiederholungszahlen im oberen Bereich anzusiedeln, bei einer Intensität (Gewichtsbelastung) von 30-50 % der Maximalleistung.
Bei Fortgeschrittenen sollten die Wiederholungszahlen im unteren Bereich liegen, bei einer Intensität von 60-80 % der jeweiligen maximalen Übungsbelastbarkeit. Die Pausen zwischen den Sätzen betragen 2-4 Minuten (Anfänger) und 1-3 Minuten (Fortgeschrittene).

Kraft
Zur Verbesserung der Kraft kann man entweder den Muskelquerschnitt vergrößern (Methode siehe Muskelaufbau), weil der größere Muskel proportional höhere Kraftleistungen erbringen kann, oder die „Intramuskuläre Koordination (IK)" trainieren.
Intramuskuläre Koordination ist die Fähigkeit, bei einer Anstrengung gleichzeitig möglichst viele Muskelfasern einsetzen zu können. Zum Training der intramuskulären Koordination werden die Übungen des progressiven Widerstandstrainings angewandt, allerdings aufgrund der hohen Intensität beschränkt auf einige mehrgelenkige Grundübungen. Beim IK-Training werden mit 75-95 % des in der vorgesehen Übung möglichen Maximalgewichtes fünf bis eine Wiederholung über fünf bis acht Sätze ausgeführt. Je niedriger die Wiederholungszahl, desto mehr Sätze werden ausgeführt. Die Pausen zwischen den Sätzen dauern 3-5 Minuten.

Beweglichkeit
Zur Verbesserung der Beweglichkeit führt man Dehnübungen aus. Dazu eignet sich sowohl ein gehaltenes Dehnen der Zielmuskeln über einen Zeitraum von 20-30 Sekunden wie auch ein vorsichtig federndes Dehnen, bei dem der Zielmuskel mit langsamen Bewegungen immer wieder an die Grenze seiner Dehnfähigkeit gedehnt wird.
Zur Verbesserung der Beweglichkeit sollten fast alle Fitnessübungen über den vollen Bewegungsspielraum ausgeführt werden. Die Muskeln werden dann am Ende der negativen Bewegungsphase (Zurückführen des Gewichtes) passiv gedehnt.

Fettabbau

Für den Abbau von überflüssigem Körperfett steht die Dauermethode aus dem Ausdauertraining zur Verfügung, allerdings mit deutlich verringerter Intensität. Gilt für das Training der Ausdauer die Formel 180 minus Lebensalter zur Ermittlung des Belastungspulses, wird für das Fettabbautraining lediglich ein Arbeitspuls von 70 % des Belastungspulses angestrebt. Für die Energiebereitstellung aus dem Depotfett ist eine aerobe Stoffwechsellage Grundvoraussetzung. Sobald der Körper eine Sauerstoffschuld eingehen muß, steigt der Anteil der Energiegewinnung aus den Kohlehydratspeichern rapide an. Der Fettstoffwechsel geht stark zurück, bis er bei weiterer Belastungssteigerung vollständig zum Erliegen kommt.

Ein Muskelaufbautraining unterstützt den Fettabbau ebenfalls. Die Energiegewinnung aus dem Depotfett findet nur in den Mitochondrien, den „Kraftwerken" der Muskelzelle statt. Ein höherer Anteil an aktiver Masse (Muskeln) führt so, auch in Ruhe, zu einem höheren Grundumsatz (Energieverbrauch).

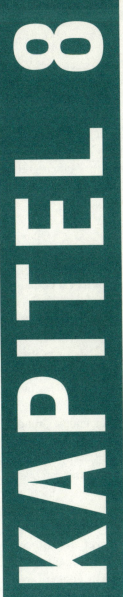

DAS FETT-WEG-TRAINING

Wie Sie in den vorausgegangenen Kapiteln gelernt haben, müssen Sie verschiedene Trainingsmethoden kombinieren, um optimale Ergebnisse zu erhalten. Ich werde Ihnen im einzelnen diese Methoden konkret und exemplarisch vorstellen. Bitte bedenken Sie, daß ich nicht auf alle individuellen Voraussetzungen oder Schwierigkeiten eingehen kann. Das ist auch gar nicht meine Absicht. Diese Arbeit sollte immer einen kompetenten Trainer vor Ort überlassen werden. Wenn Sie in der Sportanlage Ihrer Wahl keinen solchen vorfinden oder es Ihnen lieber ist, zu Hause oder in der freien Natur zu trainieren, können Sie sich gegebenenfalls an einen Personal Trainer wenden und eine Zeitlang mit diesem zusammenarbeiten, bis Ihnen Ihr Weg völlig klar ist.

Trotz dieser Einschränkung werde ich mich bemühen, Ihnen nach der Vorstellung der drei Methoden und einiger ihrer Möglichkeiten ein Konzept für die Gewichtung der Einzelaspekte mit an die Hand zu geben. Scheuen Sie sich jedoch nicht, dieses Konzept nach einer angemessenen Zeit (drei bis sechs Monate) kritisch zu überprüfen. Dafür habe ich Ihnen ja die Meßmethoden in Kapitel 2 „Gewichtsreduktion und Fettabbau" vorgestellt. Mittels dieser Methoden können Sie genau feststellen, ob das Konzept bei Ihnen greift und Ihr Training richtig läuft.

▶ Das Programm

Beginnen wir mit dem Krafttraining für den Muskelaufbau. Da mehr Muskeln einen erhöhten Grundumsatz, einen erhöhten Arbeitsumsatz (auch beim Ausdauertraining), verbunden mit einer höheren Leistungsfähigkeit und vermehrtem Fettabbau, bedeuten, möchte ich an dieser Stelle noch einmal auf die Wichtigkeit dieser Methode hinweisen. Auf Seite 108 sehen Sie einen Beispieltrainingsplan, wie ich ihn in meiner Arbeit als Personal Trainer ebenfalls einsetze. Die Auswahl der Übungen hat sich in der Praxis bewährt. Sollten Sie dennoch, etwa aufgrund alter Verletzungen, Probleme mit der einen oder anderen Übung haben, können Sie diese selbstverständlich austauschen, aber bitte mit einer Einschränkung. Wenn keine wirklich zwingenden Gründe (Behinderung o.ä.) dagegen sprechen, müssen Sie auf jeden Fall die Zusammenstellung der Körperteile bestehen lassen. So gewährleisten Sie, daß wirklich alle wichtigen Muskelgruppen in einem vernünftigen Verhältnis zueinander trainiert werden. Im Rahmen des Fettreduktionstrainings sollten Sie diesen Trainingsplan zweimal in der Woche trainieren.
Machen Sie sich bitte keine Gedanken über komplizierte Split-Trainingsprogramme, die ein häufigeres Krafttraining erfordern und länger dauern. Sie wollen schließlich noch andere Trainingsmethoden in Ihrem Wochenplan unterbringen, ohne dabei Sport zu Ihrer ausschließlichen Beschäftigung zu machen. Sobald Sie mit den Übungen vertraut sind, werden Sie etwa 45-60 Minuten für diesen Trainingsplan brauchen. Wenn Sie wollen, können Sie Teile Ihres Ausdauertrainings als Aufwärmprogramm vor dem Krafttraining oder zum Abwärmen hinterher trainieren. Selbstverständlich ist es auch möglich, alle Teile einzeln und voneinander getrennt zu trainieren.
In diesem Muskelaufbauprogramm trainieren Sie jeden Satz einmal. Sie führen 10-12 Wiederholungen aus. Das Gewicht sollte so gewählt werden, daß Sie innerhalb dieses Wiederholungsintervalls den Punkt des momentanen

Muskelversagens erreichen, das heißt, Sie können im Moment keine weitere Wiederholung mit diesem Gewicht ausführen, ohne die Technik zu vernachlässigen. Die richtigen Gewichte müssen Sie mit mehreren Versuchen ermitteln. Liegt die Ihnen mögliche Wiederholungszahl unterhalb von 10 Wiederholungen, müssen Sie das Trainingsgewicht reduzieren. Liegt sie deutlich über 12 Wiederholungen, erhöhen Sie das Gewicht entsprechend. Aus Sicherheitsgründen empfehle ich Ihnen ausdrücklich, mit einem leichten Gewicht zu beginnen und dieses dann von Training zu Training zu erhöhen, bis Sie im richtigen Wiederholungsbereich liegen. Auf diese Weise haben Sie auch Zeit und Gelegenheit, um sich mit der Übung und ihrer Technik vertraut zu machen.

▶ Belastungsanpassung

Wenn Sie die höhere Zahl des angegebenen Wiederholungszahl-Intervalls problemlos mit korrekter Technik durchführen können, nehmen Sie eine leichte Erhöhung des Trainingsgewichts vor. Diese Erhöhung sollte zur Folge haben, daß Sie wieder die kleinere Zahl des Wiederholungszahl-Intervalls mit korrekter Technik durchführen können. Gelingt Ihnen das nicht, war die Erhöhung des Trainingsgewichtes zu groß. Reduzieren Sie entsprechend.

Bedenken Sie, das bei Körpergewichtsübungen (Crunches, Beckenhebung, Hüftstrecken, Beinheben, Schulterbrücke, Wadenheben einbeinig stehend, aber auch bei Expanderübungen, Gummizugübungen und Klimmzügen, Liegestütz o.ä.) eine Intensitätsanpassung durch Veränderung des Trainingsgewichts nur bedingt oder gar nicht möglich ist. Bei diesen Übungen können Sie die Intensität erhöhen, indem Sie das Tempo der Ausführung deutlich verlangsamen bzw. die Übung am oberen Ende der positiven Bewegungsphase unter maximaler Anspannung der Zielmuskeln mehrere Sekunden halten.

Sie können auch einen zweiten oder dritten Satz dieser Übungen unmittelbar nach dem erstem Satz durchführen, um den Trainingsreiz zu erhöhen. Der Wechsel von Intensitätserhöhung zu Umfangserhöhung ist im Rahmen eines Fitness-Trainings durchaus zu vertreten und allemal besser, als eine oder mehrere Trainingseinheiten ausfallen zu lassen, nur weil, etwa auf einer Reise, die benötigten Geräte fehlen. Führen Sie diese Übungen ebenfalls mit den angegebenen Wiederholungszahlen aus und lassen Sie sich gegebenenfalls Alternativübungen für den Zielmuskel zeigen, wenn Sie sich unterfordert fühlen.

Körperteil	Übung	Wiederholungen min.-max.
Rücken	Latziehen	10-12
	Rudern	10-12
Brust	Bankdrücken	10-12
	Butterfly	10-12
	Pullover	10-12
Schultern	Nackendrücken	10-12
	Seitheben	10-12
Bizeps	Bizepscurls	10-12
Trizeps	Trizepscurls	10-12
	Kickbacks	10-12
Beine	Beinpresse	10-12
	Kniebeugen (20 langsame ohne Zusatzgewicht)	20
	Beinstrecken	10-12
	Beinbeugen	10-12
Waden	Wadenheben	10-12
Rückenstrecker	(Hyper-)Extension	10-12
Bauch	Crunches (gerade/ schräg rechts/schräg links)	20/10/10

▶ Trainingsplan-Anpassung

Nach zwei bis drei Monaten sollten Sie sich etwa eine Woche ausruhen, um dann einen erneuten Krafttest durchzuführen. Ermitteln Sie wieder das Gewicht, mit dem Sie gerade eben zehn Wiederholungen der jeweiligen Übung mit korrekter Technik durchführen können. Mit diesem Test stellen Sie sicher, das die Intensität Ihres Trainingsplan immer exakt an Ihr Leistungsvermögen angepaßt ist. Wählen Sie nach dem Test ruhig einen Alternativtrainingsplan, indem Sie die Übungen durch andere Übungen für den gleichen Muskel ersetzen. Abwechslung in der Übungsauswahl spricht die Muskulatur auf eine neue, ungewohnte Art und Weise an und macht das Training effektiver und interessanter. Sollten Sie bereits mehrere Monate trainieren und Ihr Maximalgewicht für eine Wiederholung bereits kennen, können Sie mit etwa 60-70 Prozent dieses Gewichtes die jeweilige Übung mit 10-12 Wiederholungen trainieren können. Korrigieren Sie gegebenenfalls das Gewicht.

▶ Kurzbeschreibung der vorgeschlagenen Übungen

Latziehen zum Nacken:
Für diese Übung benötigen Sie eine Lat-Zug-Maschine oder einen Rollenzug mit einer breiten Stange. Halten Sie die Stange mit einem breiten Obergriff. Die Hände sollten etwas weiter als schulterbreit auseinander sein. Setzen Sie sich auf eine Bank oder knien Sie auf dem Boden. Ziehen Sie die Stange hinter dem Kopf in den Nacken. Betonen Sie dabei die Abwärtsbewegung der Ellenbogen stärker als die Armbeugung. Halten Sie die Stange unter maximaler Muskelanspannung am tiefsten Punkt der Bewegung. Lassen Sie die Stange dann langsam wieder nach oben, bis Ihre Muskeln gedehnt werden.
Alternativübung: Klimmzug.

Rudern sitzend:
Setzen Sie sich auf die Sitzfläche und stellen Sie Ihre Füße bei fast gestreckten Knien auf die Fußplatte. Greifen Sie den Griff des Gerätes. Richten Sie sich nun vorsichtig in eine aufrechte Sitzhaltung auf. Die Arme bleiben gestreckt. Dies ist die Ausgangsposition. Nun vollführen Sie zwei Bewegungen. Zuerst ziehen Sie die Schulterblätter hinter dem Rücken zur Wirbelsäule hin. Sie ziehen dabei die Schultern nach hinten und weiten den Brustkorb. Erst jetzt ist der Latissimus in Arbeitsposition. Kurze Pause. Nun ziehen Sie den Griff langsam Richtung Bauch. Konzentrieren Sie sich darauf, die Ellenbogen am Körper vorbei nach hinten zu ziehen. Die Armbeugung ist nur ein sekundärer Effekt, auf den Sie sich nicht konzentrieren sollen. Spannen Sie also den Bizeps so wenig wie möglich an. Halten Sie am Ende der Bewegung die Muskeln unter maximaler Spannung. Senken Sie das Gewicht in den zwei Schritten wieder ab. Erst Arme strecken, dann Schultern nach vorne. Sie bleiben dabei aufrecht sitzen. Nach ein paar Trainingseinheiten wird die Bewegung vertrauter und Sie können die Pause zwischen den beiden Phasen der Bewegung verkürzen.
Alternativübungen: Rudern vorgebeugt; Rudern vorgebeugt einarmig.

Bankdrücken (mit Kurzhanteln):
Greifen Sie sich zwei Kurzhanteln, legen Sie sich rücklings auf eine Bank und halten Sie die Hanteln mit gestreckten Armen über Ihre Brust. Dies ist die Ausgangsposition. Beugen Sie dann die Ellenbogen und Schultern und senken Sie so das Gewicht bis auf Brusthöhe ab. Halten Sie dabei Hände, Ellenbogen und Schultern in einer Linie. Dehnen Sie am unteren Ende der Bewegung bewußt Ihre Brustmuskeln. Heben Sie dann die Hanteln wieder in die Ausgangsposition. Diese Übung läßt sich natürlich auch mit einer Langhantelstange ausführen. Lassen Sie dann das Gewicht bis auf Höhe der Brust herunter und drücken Sie es in einem leichten Bogen bis auf eine Position über dem Kinn hoch. Lassen Sie in der oberen Position die Ellenbogen nie ganz „einrasten", sondern halten Sie die Arme immer leicht gebeugt und die Muskeln unter Spannung. Vermeiden Sie auf jeden Fall ein „Abfedern" der Hantel von der Brust.
Alternativübungen: Alle Bankdrückmaschinen, Liegestütz, Schrägbankdrücken

Überzüge mit gestreckten Armen mit einer Kurzhantel längs auf einer Bank liegend (Pullover):
Mit dieser Übung erweitern Sie Ihren Brustkorb und vergrößern Ihren oberen Rücken und Ihre Brust. Sie schaffen so die Grundlage für eine tiefere Atmung. Legen Sie sich der Länge nach auf eine Bank, so daß Sie mit dem Rücken flach aufliegen. Sie können die Füße auf das Bankende stellen, um ein Hohlkreuz zu vermeiden. Entspannen Sie Nacken und Unterkörper. Halten Sie eine Kurzhantel mit beiden Händen über Ihrer Brust. Die Arme sind gestreckt. Atmen Sie tief ein und senken Sie die Hantel dabei hinter Ihrem Kopf. Strecken Sie sich und heben Sie die Hantel dann wieder in die Ausgangsposition. Wichtig ist, die Arme gestreckt zu halten und die Streckung hinter dem Kopf bewußt zu betonen.
Alternativübungen: Alle Pullover-Maschinen

Butterfly:
Setzen Sie sich in die Butterfly-Maschine. Legen Sie Ihre Ellenbogen und Unterarme so gegen die Polster, daß Ihre Oberarme parallel zum Boden sind. Die Hände ruhen locker auf den Griffen. Nun führen Sie unter Anspannung der Brustmuskeln die Ellenbogen vor dem Körper zusammen. Verweilen Sie dort kurz, bevor Sie wieder in die Ausgangsposition zurückgehen. Strecken Sie dort Ihre Brustmuskeln gut durch.
Alternativübung: Fliegende Bewegung mit Kurzhanteln

Nackendrücken:
Sie können diese Übung wahlweise in einer Multipress (geführte Langhantelstange) oder mit Kurzhanteln ausführen. In beiden Fällen setzen Sie sich auf
eine Bank mit senkrecht eingestellter Rückenlehne. Sie halten die Hantel(n)
mit nach vorne zeigenden Handflächen auf Schulterhöhe. Die Unterarme sollten senkrecht nach oben zeigen. Drücken Sie nun das Gewicht nach oben.
Strecken Sie die Ellenbogen bitte nie völlig (Verletzungsgefahr). Senken Sie
das Gewicht auf gleichem Weg wieder ab. Bei der Multipress/Langhantelver-
sion wird die Hantelstange hinter dem Kopf geführt.
Alternativübung: Military Press (Hantel abwechselnd vor und hinter dem
Kopf absenken und anheben)

Seitheben mit Kurzhanteln:
Eine der besten Übungen für die Schultern (Deltoiden). Wählen Sie leichte
Hanteln und achten Sie auf korrekte Technik. Mit einer Kurzhantel in jeder
Hand heben Sie bei fast gestreckten, fixierten Ellenbogen die Arme in eine
Position knapp oberhalb der Horizontalen. Verweilen Sie dort kurz. Drehen
Sie während des Anhebens die Gewichte so, als hielten Sie eine Kaffeekanne,
aus der Sie einschenken wollen. Senken Sie dann die Kurzhanteln langsam
wieder ab.
Alternativübungen: Seithebe-Maschine, Frontheben

Bizepscurl:
Sie machen Bizepscurls mit einer Langhantel oder zwei Kurzhanteln. Greifen
Sie die Hantel(n) mit beiden Händen, Abstand etwa schulterbreit, Handflächen nach oben. Stehen Sie gerade. Ohne den Oberkörper zu bewegen, heben Sie die Hantel durch Beugen der Arme im Ellenbogen an. Senken Sie die
Hantel langsam wieder und machen Sie Ihre Wiederholungen. Fälschen Sie
nicht ab, indem Sie den Oberkörper nach vorne oder hinten bewegen. Bei der
Kurzhantelvariante können Sie die Bewegung mit einwärts gedrehten Handflächen beginnen und diese im Verlauf der Bewegung nach oben/leicht nach
außen drehen.
Alternativübungen: Scott-Curls; Hammer-Curls; Curls am Kabelzug.

Trizepsdrücken am Rollenzug:
Greifen Sie die Griffstange mit neutralem Griff (Handflächen nach unten)
oder mit leicht proniertem Griff (Handflächen zeigen halb nach unten, halb
aufeinander zu). Strecken Sie die Arme, bis die Stange nahe Ihren Oberschenkeln ist. Beugen Sie nun nur die Ellenbogen (nicht die Handgelenke), bis die

Unterarme parallel zum Boden sind. Drücken Sie nun die Hantel durch Strecken der Arme wieder in die Ausgangsposition.

Alternativübungen: Trizepsdrücken über dem Kopf (einarmig oder beidarmig), Bankdrücken mit engem Griff, „Nose-Breaker" (Armstrecken in Rückenlage, wobei eine Hantel mit engem Griff von der Position senkrecht über der Brust durch Beugen der Ellenbogen bis kurz über Nase oder Stirn gesenkt und dann durch Strecken der Ellenbogen wieder angehoben wird).

Kickbacks:
Beugen Sie sich neben einer Bank so vor, daß Sie Ihr linkes Knie und Ihre linke Hand auf der Bank abstützen können. Halten Sie in der rechten Hand eine Kurzhantel. Die Handfläche sollte zum Körper zeigen. Der gestreckte Arm ist in der Ausgangsposition parallel zum Boden. Beugen Sie nun den Arm im Ellenbogen, bis der Unterarm senkrecht zum Boden zeigt. Strecken Sie den Ellenbogen wieder, indem Sie den hinteren Oberarm kraftvoll anspannen. Machen Sie einen zweiten Satz für die andere Seite.

Alternativübungen: Armstrecken gerade sitzend einarmig über dem Kopf, Trizepsdrücken einarmig am Rollenzug.

Beinpresse:
Nehmen Sie die Ausgangsposition in der Beinpresse ein. Der Sitz sollte so eingestellt sein, daß Ihr Kniewinkel in der Ausgangsposition etwas kleiner als 90 Grad ist. Unter Anspannung von Gesäß und Oberschenkeln drücken Sie nun das Gewicht von sich weg, bis die Knie fast gestreckt sind. Bitte gehen Sie nicht unter Belastung in die völlige Streckung, sondern halten Sie die Knie leicht gebeugt und die Muskulatur unter konstanter Anspannung. Verweilen Sie kurz in dieser Position. Dann beugen Sie Knie und Hüfte wieder. Legen Sie das Gewicht nicht ab, d.h. stoppen Sie die Bewegung etwa bei 90 Grad Kniewinkel. Führen Sie Ihre Wiederholungen langsam, konzentriert und ohne Schwung aus.

Kniebeuge:
Die Kniebeuge ist eine mehrgelenkige Übung, die Ihre Quadrizeps, Beinbizeps, Gesäßmuskeln und den unteren Rücken trainiert. Gehen Sie an ein stabiles Gerät. Suchen Sie mit den Händen einen festen Halt. Stellen Sie Ihre Füße schulterbreit auseinander. Beugen Sie die Knie und die Hüfte, bis Ihre Oberschenkel parallel zum Boden sind und Ihr Körperschwerpunkt sich hinter den Fersen befindet. In dieser Position stabilisieren Sie Ihr Gleichgewicht über die Hände. Führen Sie die Bewegung kontrolliert aus und lassen Sie sich

nicht in die untere Position fallen. Die Abwärtsbewegung sollte etwa 5-6 Sekunden dauern. Strecken Sie Knie und Hüften wieder bis in die Ausgangsposition. Dazu sollten Sie etwa 4 Sekunden brauchen. Atmen Sie bei jeder eizelnen Wiederholung tief durch, und machen Sie so viele Wiederholungen wie möglich. Ihr Ziel sollten 20 Wiederholungen sein. Fallen Ihnen diese leicht, kontrollieren Sie den korrekten Bewegungsablauf und verlangsamen Sie das Bewegungstempo.

Beinstrecken:
Für diese Übung brauchen Sie eine Beinstreckmaschine. Sie trainieren daran Ihre vorderen Oberschenkel oder Quadrizeps. Setzen Sie sich in die Maschine und plazieren Sie Ihre Schienenbeine hinter den Beinpolstern. Überzeugen Sie sich, daß die Rotationsachse Ihres Kniegelenkes mit der des Hebelarms übereinstimmt. Lehnen Sie sich an und greifen Sie die Handgriffe. Heben Sie daß Gewicht gleichmäßig an, indem Sie Ihre Beine strecken. Verharren Sie kurz in der oberen Position (Knie fast ganz gestreckt, bitte nicht „einrasten" lassen). Senken Sie dann das Gewicht langsam wieder bis auf maximal 90 Grad Kniewinkel ab.

Beinbeugen:
Die beste Übung für Ihre Beinbizeps. Legen Sie sich bäuchlings auf die Beincurlmaschine. Überzeugen Sie sich, daß die Rotationsachse Ihres Kniegelenkes mit der des Hebelarms übereinstimmt. Die Fersen sollten unter den Polstern liegen. Beugen Sie nun Ihre Beine und versuchen Sie, mit den Fersen das Gesäß zu berühren. Verweilen Sie kurz in der oberen Position. Senken Sie dann das Gewicht langsam wieder ab.
Alternativübungen: Beinbeugen stehend, Beinbeugen sitzend an den entsprechenden Trainingsgeräten.

Wadenheben:
Für diese Bewegung brauchen Sie eine Wadenmaschine oder eine Treppenstufe. Stellen Sie sich mit den Fußballen auf die Stufe (der Maschine). Strecken Sie die Knie und lassen Sie sie gestreckt. Die Zehen zeigen nach vorne. Bei der Ausführung an der Wadenmaschine positionieren Sie das Gewicht an der dafür vorgesehenen Stelle (Wadenmaschine stehend: meistens auf den Schultern; Wadenmaschine sitzend: meistens auf den Oberschenkeln; Wadenheben vorgebeugt: meistens auf dem unteren Rücken/Gesäß). Heben Sie nun die Fersen so hoch wie möglich. Kurze Pause. Senken Sie die Fersen dann kontrolliert wieder so weit ab, daß Sie eine deutliche Streckung in den Waden spüren.

Alternativübungen: Sie können diese Übung variieren, indem Sie wahlweise die Zehen oder die Fersen einwärts stellen oder die Übung mit leicht gebeugten Knien ausführen.

(Hyper-) Extensionen:
Ich habe das Wörtchen „Hyper" extra in Klammern gesetzt, um logisch zu bleiben und es den Orthopäden recht zu machen. Sie können Ihre Wirbelsäule nach hinten strecken, aber eine willkürliche „Über"-Streckung ist schon deswegen ausgeschlossen, weil der Beweglichkeit der Wirbelsäule nach hinten durch die Dornfortsätze der Wirbel noch kleiner ist als nach vorne. Führen Sie diese Streckung dennoch immer mit besonderer Konzentration durch und vermeiden Sie besonders bei dieser Übung, schwungvoll in das Ende des Bewegungsspielraumes zu „krachen".

Für diese Übung benötigen Sie ein Trainingsgerät, das aussieht wie ein kleiner Tisch mit einem waagerechten Polster in etwa ein Meter Entfernung. Legen Sie sich bäuchlings so auf das Gerät, daß Sie die Fersen unter dem Querpolster fixieren können und sich Ihr Hüftgelenk gerade vor der Vorderkante des „Tisches" befindet. Sie können dann die Hüfte um etwa 90 Grad beugen, so daß der Oberkörper senkrecht vor dem Gerät herunterhängt. Kreuzen Sie nun die Arme vor der Brust oder legen Sie die Hände an die Schläfen. Spannen Sie die Gesäßmuskulatur und die Muskeln des unteren Rückens an und heben Sie dadurch den Oberkörper **langsam** in eine Position knapp oberhalb der Waagerechten. Sie können auch Ihren vollen Bewegungsspielraum ausschöpfen, sofern dies **unter ständiger Muskelanspannung** und **ohne jeden Schwung passiert**. Halten Sie die Muskelspannung einige Sekunden und senken Sie danach den Körper langsam wieder nach unten ab.
Varianten:
Sie können diese Übung in zwei Varianten trainieren. Wenn Sie den Oberkörper gerade lassen, verrichten die Hüftstrecker (Gesäßmuskeln) den Löwenanteil der Arbeit. Vorteil: Die Bewegung findet in der Hüfte statt, die Wirbelsäule bleibt stabil und gerade. Nachteil: Die Rückenstrecker werden eher statisch als dynamisch beansprucht. Da sie aber ohnehin Haltemuskeln sind, sprechen sie auf eine dynamische Belastung stärker an. (Vergleiche: Klassischer Sit-up und Crunch bei den Bauchmuskeln.)
Wenn Sie hingegen die Wirbelsäule vom Gesäß an aufwärts Wirbel für Wirbel strecken, kommt die Bewegung nicht mehr hauptsächlich aus dem Hüftgelenk, sondern schrittweise und dynamisch aus den Rückenstreckern.
Nachteil: Sie heben bei dieser Ein- und Ausrollbewegung ein relativ großes Gewicht mit einem sich Schritt für Schritt vergrößernden Hebel über die ein-

zelnen Wirbelgelenke und belasten dabei die Vorderseite der jeweiligen Bandscheiben nicht unerheblich. Obwohl viele Orthopäden diese Variante empfehlen, teile ich diese Meinung nicht. Sollten Sie Probleme mit den Bandscheiben haben oder bekommen, meiden Sie bitte beide oder wenigstens die zweite Variante. Variante: Wenn Sie keine entsprechenden Geräte zur Verfügung haben, können Sie diese Übung auch in der Bauchlage ausführen. Die Bewegung ist dann etwas kleiner, aber Sie trainieren immer noch den oberen, anstrengenden Teil der Übung. Wichtig: Lassen Sie die Beine und Füße ganz locker und entspannt auf dem Boden liegen. Heben Sie in Bauchlage nie gleichzeitig den Oberkörper und die Beine vom Boden hoch. Schauen Sie während der gesamten Aufwärtsbewegung senkrecht nach unten und vermeiden Sie unbedingt, den Kopf in den Nacken zu legen. Fixieren Sie auch die Füße nicht. Lernen Sie lieber, die Beinmuskeln zu entspannen, während Gesäß und unterer Rücken arbeitet.

Alternativübungen: Alle anderen Geräte zum Strecken der Wirbelsäule nach hinten. Fortgeschrittene können unter genauer Anleitung durch einen qualifizierten Trainer auch Kreuzheben mit leichten Gewicht ausführen.

Crunches:
Legen Sie sich auf den Rücken und ziehen Sie die gebeugten Beine gerade soweit an, daß die ganzen Fußsohlen bequem auf dem Boden ruhen. Kreuzen Sie die Arme über der Brust. Die rechte Hand greift an die linke Schulter und umgekehrt. Beugen Sie den Nacken, bis das Kinn auf der Brust ruht. Führen Sie dann diese Einrollbewegung der Wirbelsäule soweit fort, bis die Schulterblätter keinen Bodenkontakt mehr haben. Atmen Sie während dieser Bewegung tief aus und spannen Sie die Bauchmuskeln kraftvoll an („pressen"). Halten Sie die obere Position kurz und unter bewußter Anspannung Ihrer Bauchmuskeln. Rollen Sie dann die Wirbelsäule wieder aus, so das Sie Wirbel für Wirbel, von unten nach oben, wieder Bodenkontakt finden. Erst wenn der Schultergürtel wieder auf dem Boden liegt, lösen Sie das Kinn von der Brust und senken den Kopf bis auf den Boden oder kurz davor. Während dieser Teilbewegung atmen Sie tief ein. Sollten in der oberen Position Ihre Füße „leicht" werden und den Boden verlassen wollen, haben Sie die Bewegung zu weit ausgeführt. Sie belasten dann die Hüftbeuger anstelle der Bauchmuskeln.

Alternativübungen: Sie können diese Übung auch in einer schrägen Variante ausführen, um die seitlichen Bauchmuskeln zu trainieren. Dazu verdrehen Sie in der Aufwärtsbewegung den Oberkörper soweit seitlich, das der linke Ellenbogen auf das rechte Knie zeigt bzw. umgekehrt. Beim Absenken des Oberkörpers langsam und gleichmäßig in die Ausgangslage zurückdrehen, so das Absenken und Zurückdrehen gleichzeitig beendet sind.

Weitere Alternativübungen: Alle Crunchmaschinen. Bitte Keine Sit-ups auf dem Boden oder am Roman Chair ausführen! Diese Übungen belasten hauptsächlich den Hüftbeuger und können die Bandscheiben im Lendenwirbelbereich starker Belastung aussetzen. Die Bauchmuskeln verrichten bei diesen Übungen nur statische Haltearbeit.

▶ Checkliste: Krafttrainingsplan

1 Training ist immer ein geplanter, zielgerichteter Prozeß. Sie sollten vor jedem Training genau wissen, was Sie erreichen wollen. Plan- und zielloses Training ist eine Verschwendung von Zeit und Energie. Die einzelnen Bestandteile eines solchen Training können sich gegenseitig hemmen und Fortschritte vereiteln.

2 Die Belastungsintensität sollte immer dem jeweiligen Trainingsziel exakt angepaßt sein. Ein leichtes Unterschreiten der Belastung ist nicht gefährlich, ein Überschreiten hingegen kann gefährlich sein.

3 Sie sollten immer einen Trainingsplan ausarbeiten, der Ihrem Leistungsstand entspricht. Es ist nicht empfehlenswert, Trainingspläne von Sportlern oder Trainingspartnern zu übernehmen. Diese Pläne sind selten auf wissenschaftlicher Grundlage entstanden und nie auf Ihre individuellen Bedürfnisse zugeschnitten.

4 Führen Sie deshalb immer zu Beginn einer neuen Trainingsperiode einen Test aus, um sich ein Bild über Ihre momentane Kondition machen zu können und um Ihren Trainingsplan wirklich an Ihr Leistungsniveau anzupassen.

5 Trainieren Sie den Krafttrainingsplan zwei Mal in der Woche und ergänzen Sie Ihren Trainingsplan durch Ausdauertraining. Achten Sie auf eine gesunde und ausgewogenen Ernährung. Trainieren Sie Ihr Muskelaufbautraining nicht an aufeinanderfolgenden Tagen und gönnen Sie Ihrem Körper zwischen den Trainingseinheiten ausreichend Zeit zur Regeneration.

6 Sie machen kein Gewichthebertraining, sondern ein Fitness-Training. Die Gewichte sind nur Mittel zum Zweck. Das einmalige Heben möglichst hoher Gewichte (Gewichtheben) kann nie Bestandteil eines Fitness-Trainings sein!

7 Trainieren Sie immer den vollständigen Trainingsplan. Vergessen Sie nie das Auf- und Abwärmen! Führen Sie ein Stretchingprogramm aus! Vermeiden Sie Langeweile und Monotonie!

▶ Aerobes Ausdauertraining – Dauermethode zum Fettabbau

Sie wollten die beste Methode wissen, um Körperfett direkt zu „verbrennen"? Hier ist sie: Sie müssen ein aerobes Ausdauertraining in Ihren Trainingsplan aufnehmen. Dazu wenden Sie am besten die Dauermethode auf eine beliebige Ausdauersportart Ihrer Wahl an. Die Dauermethode besagt, daß Sie eine Sportart über einen längeren Zeitraum mit gleichbleibender Belastung ausführen müssen. Nehmen wir einmal an, Sie wählen Radfahren. Radfahren ist eine Sportart, die sowohl für Übergewichtige wie auch für Untrainierte besonders geeignet ist, weil es die Gelenke schont und die Belastung sehr fein einstellbar ist. Ob Sie auf einem Fahrradergometer oder mit einem richtigen Fahrrad draußen an der frischen Luft trainieren, ist unerheblich. Sie setzen sich also auf Ihr Fahrrad, legen einen kleinen Gang ein oder wählen ein langsames bis gemäßigtes Tempo und strampeln, strampeln, strampeln...
So einfach soll das sein?

Ja, es ist wirklich so.
Sie müssen nur ein paar Kleinigkeiten beachten. Die Methode heißt „Aerobes Ausdauertraining (nach der Dauermethode) zum Fettabbau" und nicht, um bei unserem Beispiel zu bleiben, schlicht „Radfahren". Wo sind die Unterschiede? Radfahren ist eine Ausdauersportart – so weit, so gut. Andere Ausdauersportarten sind etwa sportliches Gehen (Walking), Jogging, Laufen (Dauerlauf), Skilanglauf, Schwimmen und das Training auf allen Ergometern wie Laufbändern und Steppern (Treppensteiggeräten). All diese Sportarten zeichnet aus, daß sie mit einer verhältnismäßig niedrigen Intensität betrieben werden, was wiederum eine lange Trainingsdauer ermöglicht. Wenden wir also unsere Aufmerksamkeit auf das kleine Wörtchen „aerob". Aerobes Ausdauertraining ist, wie Sie schon in Kapitel 2.: „Gewichtsreduktion und Fettabbau" gelesen haben, immer niedrigintensiv. Den Grad der Intensität können Sie di-

rekt an Ihrer Herzfrequenz ablesen. Je höher die Belastung, desto schneller schlägt das Herz. Um die Belastungsintensität für ein allgemeines Ausdauertraining festzulegen, sei hier auf de Marées[1] verwiesen:

„Belastungsintensität: 50-70 Prozent der individuellen Kreislaufleistungsfähigkeit; das entspricht einer Herzfrequenz während der Belastung von 130-150 Schlägen pro min bei 20-30jährigen untrainierten gesunden Frauen und Männern.
Für ältere gesunde untrainierte Personen gilt: Belastungsfrequenz = 180 minus Lebensalter in Jahren."

Wir wollen hier aber nicht über ein allgemeines Ausdauertraining sprechen, sondern über aerobes Ausdauertraining. Man kann beim Untrainierten, sicher aber beim schwer Übergewichtigen, davon ausgehen, das er bei einer Pulsfrequenz nach obigem Schema nicht mehr im aeroben Bereich, das heißt mit einer ausreichenden Sauerstoffversorgung trainiert. Im Gegenteil, er geht eine leichte bis starke Sauerstoffschuld ein, die dazu führt, daß die Muskulatur bei anhaltender Belastung übersäuert.
In dem Moment, in dem die Sauerstoffbilanz auch nur leicht negativ ist, sinkt der Anteil der Fettsäuren bei der Energiegewinnung drastisch, um dann ab einem Lactatwert von etwa 7 mmol völlig zu verschwinden (vergleichen Sie auch in Kapitel 6 „Rein aerobes Ausdauertraining zum Körperfettabbau"). Für unsere Zwecke wandeln wir daher die Formel ab. Wir errechnen genau wie oben unseren Belastungspuls, wählen dann aber einen Trainingspuls, der bei circa 70 Prozent dieses Wertes liegt.
Gehen wir einmal von Frauke aus. Frauke ist 32 Jahre alt. 180 minus 32 ergibt 148 Pulsschläge pro Minute. Das ist Fraukes Belastungspuls für ein allgemeines Ausdauertraining. 70 Prozent, also geteilt durch 10 und multipliziert mit sieben, ergibt, gerundet, 104 Schläge pro Minute. Dieser Puls ist Fraukes Trainingspuls für das aerobe Ausdauertraining. Als wir sie anfangs mit diesem Puls 20 Minuten trainieren ließen, war sie erstaunt, wie leicht ihr das Training fiel. Sie hatte sprichwörtlich das Gefühl, „gar nichts getan zu haben". Hatte sie aber doch. Sie hat ihren Körper 20 Minuten lang in dem Bereich trainiert, in dem der größte Anteil der Energieversorgung durch Fettsäuren gedeckt wurde. Die Gesamtzahl der Kalorien, die sie mit diesem Training verbraucht, ist vergleichsweise niedrig, aber es nutzt gar nichts, die Belastung zu erhöhen und dadurch mehr Kalorien umzusetzen, weil dieser Mehrver-

---

[1] de Marées, a.a.O., S. 179

brauch ausschließlich durch andere Energiequellen, nämlich Kohlehydrate, gedeckt wird. Der Abbau von Fett ist sogar, trotz erhöhtem Gesamtenergieverbrauch und höherer Belastung, rückläufig (vergleiche auch Diagramm 2).

In der oben beschriebenen Formel ist ein kleiner Sicherheitsfaktor mit eingerechnet. Frauke, die durch das viele Toben und Rennen mit ihren Kinder relativ fit ist, wäre vielleicht noch mit einem Puls von 110 Schlägen pro Minute im aeroben Bereich, eventuell sogar noch mit 115. Ohne eine sogenannte Lactatmessung läßt sich der Moment, indem Frauke vom rein aeroben zum teilweise aneroben Training „kippt", leider nicht genau definieren. Zu dieser Meßmethode später mehr.

Um sicherzustellen, daß man im aeroben Bereich trainiert, kann man mehrere Methoden anwenden. Die erste Methode ist sehr einfach und überall praktikabel. Achten Sie einfach darauf, daß es Ihnen während des aeroben Ausdauertrainings weiterhin möglich ist, ein Gespräch zu führen. Sollten Sie, etwa bei einem einsamen Waldlauf, keinen Gesprächspartner haben, sprechen Sie hin und wieder halblaut einzelne, längere Sätze vor sich hin. Ihre Atmung darf Sie dabei nicht behindern. Wenn Sie so schnell atmen, daß Ihnen höchstens noch ein hastiges Ja oder Nein über die Lippen kommt, ist Ihr Tempo zu hoch. Verlangsamen Sie es oder wählen Sie eine niedrigere Intensitätsstufe auf dem Trainingsgerät (beim Fahrrad schalten Sie einfach einen Gang herunter).

Die zweite Methode setzt voraus, daß Sie in der Lage sind, während der Belastung oder wenigstens unmittelbar danach Ihren Puls zu messen. Viele Ergometer-Trainingsgeräte verfügen über ein Pulsmessgerät, es gibt aber auch praktische Armbandgeräte, die mittels eines Brustgurtes die Herzfrequenz abtasten. Alle diese Geräte haben den Vorteil, das man das Training nicht unterbrechen muß, um seinen Puls zu ermitteln. Ein schneller Blick auf die Anzeige reicht völlig aus. Wenn Ihnen ein solches Gerät nicht zur Verfügung steht, müssen Sie Ihren Puls manuell messen.

Dazu ertasten Sie ihn an der Halsschlagader oder der Schlagader am Handgelenk mit zwei Fingern (nicht mit dem Daumen, das kann die Messung verfälschen) und zählen 15 Sekunden lang die Pulsschläge. Anschließend multiplizieren Sie diesen Wert mit vier und erhalten Ihren Pulsschlag pro Minute. (Wenn Sie nur 10 Sekunden messen und entsprechend mit sechs multiplizieren, multiplizieren Sie gleichzeitig Meßfehler und kleine Ungenauigkeiten mit diesem Faktor. Die Messung über 15 Sekunden ist also präziser.)

Diese Methode erfordert ein wenig Übung und ist während des Laufens, des Radfahrens oder des Schwimmens nicht oder nur schwer durchführbar. Sie müssen in diesen Fällen das Training kurz unterbrechen, den Puls ertasten und dann im Stehen oder während des langsamen Gehens messen. Da der Körper aber unmittelbar auf die Belastungspause reagiert, müssen Sie dann einen Korrekturfaktor mit einbeziehen. Der Herzschlag wird, vor allem bei zunehmendem Trainingzustand, schon in den paar Sekunden, die Sie für das Suchen und Messen brauchen, langsamer. Der tatsächliche Trainingspuls während des Ausdauertrainings liegt dann etwa fünf Schläge höher als gemessen. Sollten Sie sich verzählen und ein zweites Mal zählen müssen, kann der Korrekturfaktor schon bei 10 bis 15 Schlägen liegen. Bevor Sie also mehr Messen als Laufen (Radfahren...), verwenden Sie lieber die erste Methode oder kaufen sich einen Pulsmesser. Oft reicht es auch aus, ein Pulsmessgerät für ein paar Tage zu leihen bzw. ein paar Trainingseinheiten auf einem Ergometer mit Pulsmessung zu trainieren. In diesem Fall merken Sie sich das Gefühl, den Grad der körperlichen Beanspruchung, die Sie während des Trainings im richtigen Pulsbereich empfinden, und übertragen dieses Gefühl auf alle Gelegenheiten, wo Ihnen kein Pulsmesser zur Verfügung steht.

All diese Verfahren, sowohl die rein rechnerischen zur Ermittlung des Trainingspulses für das Fettabbautraining wie auch die Messungen des Pulses, sind vergleichsweise unpräzise. Das ist aber kein Beinbruch. Sollten Sie sich geringfügig höher als geplant belasten, trainieren sich immer noch im Bereich des allgemeinen Ausdauertrainings. Dieses allgemeine Ausdauertraining hat zur Folge, das sich Ihre Ausdauerleistung allmählich verbessert. Sie, oder besser gesagt, Ihr Körper, lernt, mit der Belastung besser umzugehen. Ihr Herz und Ihr Kreislauf passen sich an, indem sie leistungsfähiger werden. Die erhöhte Leistungsfähigkeit drückt sich wiederum dadurch aus, daß Ihr Körper ökonomischer arbeitet und Sie bei höherer Belastung mit weniger Sauerstoff auskommen. Sofern Sie die Schraube also nicht ständig weiter anziehen, trainieren Sie eine Zeitlang im Ausdauerbereich, bis Sie so fit sind, daß Sie bei gleicher Belastung schließlich wieder im Fettabbaubereich trainieren.

Bei sehr untrainierten Menschen bleibt einem ohnehin keine andere Möglichkeit. Viele dieser Menschen haben eine so niedrige Leistungsfähigkeit, daß bei ihnen schon beim zügigen Gehen der Puls auf 130-140 Schläge pro Minute hochschnellt. An Laufen oder Schwimmen ist dann gar nicht zu denken. In diesem Fall beginnt man das Training mit Gehen (Wandern) oder langsamen Training auf einem Fahrradergometer. Sie können dann solange im Ausdauerbereich trainieren, bis Sie fit genug sind, um die Belastung für ein Training im Fettabbaubereich zu senken. Das hört sich vielleicht zuerst einmal unlogisch an, aber solange Sie überhaupt keine Belastung vertragen, können Sie diese auch nicht gezielt im Sinne eines Trainings auf einer niedrigeren Stufe senken.

Viele Studios und Trainer, aber auch viele Menschen, die auf eigenen Faust mit dem Training beginnen, machen den Fehler, die Trainingsbelastung nicht ausreichend an die niedrige Belastbarkeit Untrainierter oder stark Übergewichtiger anzupassen. Das Training ist dann viel zu anstrengend und zeigt nicht die gewünschten Resultate. Versuchen Sie einmal, eine 10er Schraube mit einem 15er Schlüssel zu lösen oder festzuziehen, dann wissen Sie, was ich meine.

Egal, wie lange Sie Ihre Geduld und Ihre Geschicklichkeit auf die Probe stellen, am Ende werden Schraube oder Werkstück beschädigt sein und Ihre Motivation auf weitere solcher Aktionen ist bei Null. Achten Sie also bitte immer darauf, sich wirklich mit der richtigen Intensität, das heißt im richtigen Pulsbereich, zu belasten. Sollten Sie schon mit spazierengehen Ihren Trainingspuls erreichen, trainieren Sie solange mit spazierengehen, bis sich Ihre Belastbarkeit verbessert hat. Erhöhen Sie bitte immer nur den Umfang der Belastung (gehen Sie immer länger spazieren), bis Sie fit genug sind, um auch mit schnellerem Gehen (Walking) den richtigen Trainingspuls nicht zu überschreiten.

Sie werden feststellen, daß Sie nach einer Belastungssteigerung, also etwa von Stufe drei auf Stufe vier des Fahradergometers, zwar anfangs Ihren Puls im gewünschten Bereich halten können, er aber mit zunehmender Dauer des Training irgendwann über diesen Wert hinaus ansteigt. Es wird Ihnen direkt nach der Umstellung nicht gelingen, auf der höheren Stufe genauso lange mit einem Puls von sagen wir mal 110 zu trainieren wie auf der vorherigen. Steigern Sie das Training auf der neuen Intensitätsstufe nur langsam wieder auf die gewünschte Dauer. Sie sollen zwar so lange wie möglich trainieren, aber immer im richtigen Pulsbereich!

Beginnen Sie die Ausdauertrainingseinheiten möglichst schonend. Steigern Sie die Belastung vom Ruhezustand über mehrere Minuten langsam bis zur gewünschten Trainingsintensität. Wenn Sie etwa joggen wollen, beginnen Sie nach einem kurzen Dehnprogramm für die beteiligte Muskulatur mit langsamem Gehen. Steigern Ihr Gehtempo nach zwei bis drei Minuten erst auf Spaziergang-, dann auf Wandertempo. Fallen Sie dann vom Gehen in einen leichten Trab. Sie sollten sich ruhig 10 Minuten Zeit nehmen, um Ihren Zielpuls zu erreichen.

Diese Methode hat gleich mehrere Vorteile. Zum einen verschätzen sich viele Menschen, was ihre Leistungsfähigkeit angeht, schnell. Sie beginnen direkt mit einem schnellen Lauftempo, und weil der Körper ausgeruht ist, können Sie in den ersten Minuten schneller laufen, als es ihnen auf längere Strecken möglich ist. Der Körper reagiert auf diese plötzliche Aktivität sehr drastisch, manchmal geradezu panisch, nach dem „Flieh-oder-kämpfe-Prinzip". Sie erinnern sich an den kleinen historischen Ausflug in Kapitel 1: „Kampf dem Übergewicht"? Aufgrund jahrtausendealter Reflexe schüttet der Körper bei plötzlicher Belastung vermehrt Streßhormone aus, die alle Systeme des Körper zur Höchstleistung „anfeuern". Schließlich rannte kein Neandertaler aus Spaß an der Freude in der Gegend herum. Es mußte schon mindestens ein unfreundlicher Zeitgenosse aus einem anderen Stamm oder ein Säbelzahntiger hinter einem her sein, damit solch frühzeitlicher Sport zustandekam.

Sie rennen also zwei bis fünf Minuten mit deutlich höherer Geschwindigkeit durch die Gegend, als Ihnen eigentlich guttut. Wie schnell Sie dabei den Fettabbaubereich verlassen, können Sie in Diagramm 1 sehr deutlich sehen. Bei submaximaler Belastung dauert es nur unwesentlich länger. Und, viel schlimmer noch, die ganze Sache wird ständig unangenehmer! Die Lungen brennen, das Herz schlägt bis zum Hals... Wie lange wollten Sie laufen? 20 Minuten? Dreißig? Nach spätestens 10 Minuten brechen Sie ab, weil Sie plötzlich mal wieder feststellen, das Laufen, und vielleicht Ausdauersport an sich, nie Ihr Ding sein wird.
Hätten Sie die Belastung langsam gesteigert, wären Ihnen all diese unangenehmen Erfahrungen erspart geblieben!
Ihr Körper hätte sich langsam und ohne jede Überreaktion „erwärmt" und einen „steady-state" erreicht, das heißt ein Gleichgewicht zwischen Energiefreisetzung und Energieverbrauch, zwischen Sauerstoffbedarf und Sauerstoffaufnahme. In diesem Zustand können Sie erstaunlich lange bleiben und es ist sogar noch ein angenehmes Gefühl!

Beginnen Sie also langsam. Steigern Sie die Belastung nur ganz allmählich. Lernen Sie in Monaten und Jahren zu denken. Sie haben schließlich auch Jahre gebraucht, um sich Ihr Übergewicht anzufuttern!

Wenn Ihnen an einer schnellen Verbesserung Ihrer Ausdauerleistung gelegen ist, entweder, weil Sie eine sehr schlechte Kondition haben oder weil Sie auch im Fettabbautraining mit einer höheren Belastung trainieren wollen, um so den Netto-Fettverbrauch zu steigern, können Sie Ihr Ausdauertraining auch mit einer anderen Methode betreiben. Eine Kombination beider Methoden macht das Training abwechslungsreicher und effektiver. Lesen Sie nach der Checkliste Aerobes Ausdauertraining das Kapitel über das Intervalltraining zur Verbesserung von Ausdauer und Herzleistung.

▶ Checkliste: Aerobes Ausdauertraining

1 Beachten Sie beim aeroben Ausdauertraining, daß Sie wirklich immer im aeroben Bereich trainieren müssen. Starten Sie langsam, steigern Sie die Belastung schrittweise bis zum Zielpuls und trainieren Sie dort weiter. Vermeiden Sie plötzliche Pulsanstiege durch zu schnelles Loslaufen oder Zwischensprints. Nach einer solchen Belastung kommt Ihr Körper unter Umständen in der gesamten Trainingseinheit nicht mehr in den aeroben Bereich zurück!

2 Die Pulsfrequenz sollte auch beim Ausdauertraining immer dem jeweiligen Trainingsziel exakt angepaßt sein. Errechnen Sie Ihren Trainingspuls mit der Formel: 70 Prozent von [180 minus Lebensalter].

3 Sie sollten immer ein aerobes Ausdauertraining durchführen, das Ihrem Leistungsstand entspricht. Es ist nicht empfehlenswert, sich von anderen Sportlern oder Trainingspartnern zu sehr „ziehen" zu lassen und sich dadurch zu übernehmen. Wenn Sie lange keinen Sport getrieben haben oder stark übergewichtig sind, müssen Sie unbedingt mit einer sehr niedrigen Intensität, etwa mit Gehen oder mit langsamem Ergometertraining, beginnen.

4 Führen Sie deshalb immer zu Beginn einer neuen Trainingsperiode einen Test aus, um sich ein Bild über Ihre momentane Kondition machen zu können und um Ihren Trainingsplan wirklich an Ihr Leistungsniveau anzupassen.

5 Trainieren Sie den aeroben Ausdauertrainingsplan zwei bis fünf Mal in der Woche, wenn Sie zusätzlich ein Muskelaufbau- oder Krafttraining durchführen. Wenn Sie nur Ausdauertraining machen wollen, können Sie ruhig täglich trainieren. Täglich 10 Minuten bringen, und das ist vielfach wissenschaftlich belegt, mehr als einmal wöchentlich ein bis anderthalb Stunden.

6 Bringen Sie Abwechslung in Ihr aerobes Ausdauertraining! Trainieren Sie heute Laufen, morgen Radfahren und übermorgen Schwimmen. Probieren Sie neue Sportarten aus, wie etwa Skilanglauf, Rollerblading (Inline-Skating), Eislaufen, Mountainbiken, Wassergymnastik, Aerobic, Step-Aerobic oder was immer Ihnen Spaß macht. Aber – Achten Sie auf Ihren Puls! Führen Sie auch regelmäßig ein Stretchingprogramm aus! Vermeiden Sie Langeweile und Monotonie!

7 Trainieren Sie mit gelenkschonenden Sportarten, solange Sie viel Übergewicht mit sich herumschleppen. Radfahren, Wassergymnastik und Schwimmen entlasten den Bewegungsapparat und ermöglicht Ihnen ein risikoloses
aerobes Ausdauertraining.

▶ Intervalltraining zur Verbesserung von Ausdauer und Herzleistung

Wenn Sie sehr untrainiert sind oder gerne eine schnelle Verbesserung des
Herz/Kreislaufsystems erreichen wollen, ist das Intervalltraining nach der
Freiburger Schule für Sie das Mittel der Wahl. Mit dieser Methode trainieren
Sie gezielt für eine Kräftigung und Vergrößerung des Herzens, und damit verbunden natürlich auch für eine bessere Ausdauerleistung. Dadurch haben Sie
dann auch eine verbesserte physiologische Ausgangssituation für aerobes
Ausdauertraining und sämtliche Alltagsbelastungen.
Wenn Sie mit dieser Methode trainieren, wechseln Sie Phasen mit relativ hoher Belastung (Pulsfrequenz: 180 minus Lebensalter) mit sogenannten lohnenden Pausen ab. Meistens wechseln 6-10 jeweils 1-3-minütige Phasen hoher Belastung mit lohnenden Pausen (Pulsfrequenz sinkt bis etwa 100 Schläge pro Minute) von ca. 2-5 Minuten ab.

Lohnende Pausen sind Pausen, in denen Sie sich nicht vollständig erholen,
das heißt, Ihr Puls geht nicht wieder vollständig bis auf das Ausgangsniveau
vor Belastung herunter. Damit bleibt Ihr gesamter Bewegungsapparat und
auch Ihr Stoffwechsel „auf Betriebstemperatur" und Sie vermeiden die sonst
unabdingbare „Warmlaufphase" vor jeder neuen Belastung.
Wie sieht das nun in der Praxis aus?
Wir nehmen einmal an, Sie wollten mit einem Laufprogramm trainieren. Sie
beginnen also mit Gehen, wechseln zu schnellen Gehen und fallen nach ein
paar Minuten in einen leichten Trab. Wenn Sie sich ausreichend aufgewärmt
haben, steigern Sie Ihr Lauftempo so, daß Ihr Herzschlag innerhalb kürzester
Zeit Ihren Belastungspuls (180 – Lebensalter) erreicht. Sobald Sie diesen erreicht haben, verringern Sie Ihr Lauftempo um etwa die Hälfte, so daß Sie
wieder locker traben. Behalten Sie Ihren Puls im Auge. Sobald dieser auf etwa 60 bis 70 Prozent des Belastungspulses gefallen ist, werden Sie wieder
schneller und treiben Ihren Herzschlag erneut auf den Belastungspuls hoch.
Diese Prozedur wiederholen Sie, bis Sie die gewünschte Trainingszeit been-

det haben. Dann laufen Sie locker einige Minuten aus und beenden das Training mit ein paar Gehminuten und einem Stretchingprogramm.

Rolf, der keinen Pulsmesser hat, hat eine andere Methode gefunden: „Bei uns im Studio stehen doch diese Trainingsfahrräder. Laufen ist sowieso nicht mein Fall. Bei meinem Gewicht schmerzen die Knöchel und die Knie schnell, wenn ich laufe. Also habe ich mir vom Trainer die Funktionsweise der Räder erklären lassen. Nach ein paar Wochen wurde mir das normale Ausdauertraining nach der Dauermethode langweilig. Also fragte ich den Trainer, was es mit dem „Hügelprogramm" auf sich habe. Er stellte es ein, und nach ein paar Minuten Aufwärmen mußte ich richtig reinpowern, um die Stufe hochzukommen. Als ich gerade dachte: „Das schaff´ ich gleich nicht mehr!" ging die Intensität aber deutlich herunter und ich konnte ganz leicht treten. Ich hatte ein Dreißig-Minuten-Programm gewählt und mußte fünf Mal den Berg rauf. Eine echte Herausforderung. Und endlich mal eine Abwechslung! Seitdem trainiere ich zweimal die Woche nach der Dauermethode für den Fettabbau und einmal wöchentlich das Hügelprogramm. Neben dem ganzen Krafttraining, versteht sich!"

Machen Sie es ruhig wie Rolf, vor allem, wen Sie lange keinen Sport getrieben haben. Beginnen Sie mit drei Minuten schnellem Spazierengehen, dann ruhen Sie sich ein paar Minuten mit langsamen Gehen aus. Wiederholen Sie dieses Schema, bis Sie leicht angestrengt sind. Versuchen Sie bei jedem Vierten bis fünften Training eine weitere Belastungsphase hinten anzuhängen. Oder verkürzen Sie schrittweise die Pausen, so daß Sie im Trainingszeitraum Ihrer Wahl mehr Intervalle schaffen.

Selbstverständlich können Sie dieses Intervalltraining auf alle Ausdauersportarten und alle Intensitätsstufen anwenden. Bei manchen Sportarten, wie etwa Mountainbiken im hügeligem Gelände oder bei manchen Ball- und Mannschaftsportarten wie etwa Basketball ergibt sich ein ähnliches Schema ganz von selber – nicht ganz so präzise, aber dafür mit mehr Spaß und Spielcharakter. Wer sagt denn, daß Sie immer laufen oder radeln müssen?

▶ Checkliste: Intervalltraining

1 Beachten Sie beim Intervalltraining , daß Sie auch hier eine Aufwärm- und eine Abwärmphase einhalten sollten. Starten Sie langsam, steigern Sie die Belastung schrittweise bis zum Zielpuls und trainieren Sie dann wie beschrieben weiter.

2 Der Pulsfrequenzbereich sollte auch beim Ausdauertraining nach der Intervallmethode immer der individuellen Kondition angepaßt sein. Errechnen Sie Ihren Maximaltrainingspuls mit der Formel: 180 minus Lebensalter, den Minimaltrainingspuls mit der Formel 60 – 70 Prozent von [180 minus Lebensalter].
Korrigieren Sie die Werte, je nach dem, ob Sie über- oder unterdurchschnittlich fit sind, nach oben oder nach unten.

3 Das Intervalltraining ist deutlich anstrengender als das Ausdauertraining nach der Dauermethode (besonders als das Fettabbautraining). Wenn Sie lange keinen Sport getrieben haben oder stark übergewichtig sind, müssen Sie unbedingt mit einer sehr niedrigen Intensität, etwa Gehen oder Ergometertraining auf einer der unteren Belastungsstufen, beginnen.

4 Führen Sie deshalb immer zu Beginn einer neuen Trainingsperiode einen Test aus, um sich ein Bild über Ihre momentane Kondition machen zu können und um Ihren Trainingsplan wirklich an Ihr Leistungsniveau anzupassen.

5 Trainieren Sie das Intervalltraining nur ein bis maximal zwei Mal in der Woche, wenn Sie zusätzlich ein Muskelaufbau- oder Krafttraining durchführen. Wenn Sie nur mit einem Ausdauertraining zum Fettabbau trainieren, können Sie ruhig zwei bis drei Mal wöchentlich mit einem Intervalltraining trainieren.

6 Gestalten Sie auch Ihr Intervalltraining abwechslungsreich! Trainieren Sie heute Laufen, morgen Radfahren und übermorgen Schwimmen. Probieren Sie neue Sportarten aus, wie etwa Skilanglauf, Rollerblading (Inline-Skating), Eislaufen, Mountainbiken, Wassergymnastik, Aerobic, Step-Aerobic oder was immer Ihnen Spaß macht. Aber – Achten Sie auf Ihren Puls! Führen Sie auch regelmäßig ein Stretchingprogramm aus! Vermeiden Sie Langeweile und Monotonie!

7 Trainieren Sie mit gelenkschonenden Sportarten, solange Sie viel Übergewicht mit sich herumschleppen. Radfahren, Wassergymnastik und Schwimmen entlasten den Bewegungsapparat und ermöglicht Ihnen ein risikoloses Intervalltraining.

▶ Zusammenstellung eines Trainingsplans

Wie kombinieren Sie nun diese einzelnen Systeme, um zu einem optimalen Training zu kommen? Fassen wir noch einmal zusammen: Sie wollen mit einem Krafttraining etwas mehr Muskelmasse aufbauen, mit einem aeroben Ausdauertraining Fett abbauen und mit einem Intervalltraining Ihre Ausdauer und Ihre Kondition verbessern. Hier mein Beispiel für einen Jahresplan, mit dem Sie gemäß dem Prinzip der Periodisierung unterschiedliche Schwerpunkte setzen und Übertraining vermeiden.

Übersicht:

Januar/Februar/März
Technikschulung, Gerätegewöhnung, lockerer Trainingseinstieg

April/Mai/Juni
Kraftausdauertraining zur Technikvertiefung und Konditionsverbesserung, Intervalltraining zum schnellen Erreichen einer akzeptablen Ausdauerleistungsfähigkeit und aerobes Ausdauertraining zum Fettabbau

Juli/August/September
Muskelaufbautraining für höhere Leistungsfähigkeit und bessere Proportionen, aerobes Ausdauertraining zum Fettabbau und Intervalltraining in neuen Sportarten zur Motivationssteigerung und allgemeinen Konditionsverbesserung

Oktober/November/Dezember
Kraftausdauertraining auf dem neuen Leistungsniveau, noch mehr Fettabbautraining für den letzten Schliff, Intervalltraining oder Spaßtraining in den neuen Sportarten

Dieser Jahresplan und die einzelnen Monatsbeschreibungen sind natürlich allgemein und noch nicht auf individuelle Bedürfnisse abgestimmt. Nach der Lektüre dieses Buches oder in Absprache mit Ihrem Trainer sollte es Ihnen aber ein Leichtes sein, dieses Konzept genau für Ihre Bedürfnisse anzuwandeln.

Schauen wir uns die einzelnen Quartale einmal näher an:

Januar/Februar/März
Technikschulung, Gerätegewöhnung, lockerer Trainingseinstieg

Januar
Suchen Sie sich ein Fitnesscenter oder kaufen Sie sich ein paar Laufschuhe, einen Stepper oder ein Trainingsrad für zu Hause (oder, wenn Sie nicht im kalten Januar beginnen, ein Fahrrad für draußen). Beginnen Sie in den ersten Wochen mit Spaziergängen und Wanderungen, um Ihren Körper langsam einzustimmen, oder trainieren Sie jeden bis jeden zweiten Tag ein paar Minuten mit dem Trainingsgerät Ihrer Wahl. Zu Beginn sollte die Trainingsdauer absolut im Vordergrund stehen. Steigern Sie sich jeden Tag um eine oder ein paar Minuten. Beginnen Sie nach zwei Wochen auch einmal vorsichtig, das Intervallprinzip auszuprobieren. Machen Sie jeden Tag ein paar Krafttrainingsübungen, um sich mit der Technik vertraut zu machen. Lesen Sie alles über die Übungen und Geräte oder schauen Sie sich Videos oder CD-Roms an. Machen Sie viele Bewegungen mit geringem Gewicht, um sich langsam einzustimmen und die korrekte Technik lernen zu können, ohne mit hohen Gewichten kämpfen zu müssen. Sie vermeiden so starken Muskelkater und eventuelle Verletzungen.

Februar
Steigern Sie sich ein wenig bei Ihrem Ausdauertraining. Sie sollten bereits erste Erfolge spüren können und einige Minuten länger trainieren können. Jetzt macht das Ganze schon viel mehr Spaß! Fügen Sie bei jedem Krafttraining ein paar Übungen hinzu, bis Sie den Trainingsplan komplett haben. Sie können jetzt auch die Intensität etwas steigern, indem Sie die Bewegungen langsamer ausführen und sich mehr auf die beteiligte Muskulatur konzentrieren. Bleiben Sie weiterhin bei hohen Wiederholungszahlen und niedrigen Trainingsgewichten. Sie sollten etwa 20-25 Wiederholungen von jeder Übung ausführen können, ohne danach richtig erschöpft zu sein.

März
Sie fühlen sich schon viel fitter und können mittlerweile mindestens drei bis viermal in der Woche wenigstens eine Viertelstunde im Fettabbaubereich trainieren, die Auf- und Abwärmphasen nicht mitgezählt. Sie haben ein Gefühl für Ihren Puls und Ihre Belastbarkeit bekommen und können dieses Gefühl auch langsam auf andere Sportarten übertragen. Zusätzlich trainieren Sie

einmal in der Woche ein Intervallprogramm und können auch hier mittlerweile mindestens 20 Minuten trainieren (ohne Auf- und Abwärmphasen). Zwei bis dreimal in der Woche führen Sie ein Krafttraining aus. Sie haben die Gewichte leicht erhöht, so daß Sie bei etwa 20 Wiederholungen keine weitere Wiederholung mehr ausführen können, ohne die Technik zu vernachlässigen.

April/Mai/Juni
Kraftausdauertraining zur Technikvertiefung und weiterer Konditionsverbesserung, Intervalltraining zum schnellen Erreichen einer akzeptablen Ausdauerleistungsfähigkeit und aerobes Ausdauertraining zum Fettabbau

April
Jetzt wird es ernst mit dem Kraftausdauertraining. Zweimal in der Woche trainieren Sie mit 15 bis 20 Wiederholungen pro Satz und deutlich höherem Gewicht. Sie behalten aber immer noch die Technik genau im Auge und probieren auch mal Alternativübungen aus, ohne dabei jedoch die Verteilung von Übungen pro Körperteil zu verändern. Im Ausdauertraining steigern Sie sich weiter. Versuchen Sie doch, Ihr aerobes Ausdauertraining als Auf- oder Abwärmprogramm vor oder nach dem Kraftausdauertraining zu machen und eine weitere Einheit aerobes Ausdauertraining an einem anderen Tag mit aufzunehmen. Sie bleiben bei einer Intervalltrainingseinheit in der Woche, probieren aber hier und da mal einen Kurs aus dem Programm Ihres Fitnesscenters aus oder lassen sich von Freunden zu einer Schnupperstunde in einer anderen Sportart überreden.

Mai
Der Mai steht ganz im Zeichen des Intervalltrainings. Zu den zwei Kraftausdauer-Trainingseinheiten kommen jetzt wöchentlich zwei längere Interalltrainingseinheiten dazu. Dafür reduzieren Sie das Fettabbautraining etwas und trainieren es nur als Auf- oder Abwärmprogramm vor oder nach dem Kraftausdauertraining.

Juni
Der Juni steht im Zeichen Ihrer neuen Sommerform. Durch das ausgiebige Intervalltraining im Mai haben Sie sich im Ausdauerbereich deutlich verbessert. Das münzen Sie nun in ausgedehnten Fettabbau-Trainingseinheiten um. Das Freibad hat schon auf, die Fahrradsaison ist längst eröffnet, und zum Laufen ist das Wetter genau richtig. Versuchen Sie, fünf bis sechs Mal in der Woche ein aerobes Ausdauertraining durchzuhalten. Steigern Sie auch die Dauer Ih-

rer Trainingseinheiten. Ihr Ziel sollten jetzt etwa 45 Minuten im optimalen Pulsbereich sein. Zum Kraftausdauertraining gehen Sie im Moment nur ein bis zweimal in der Woche.

Juli/August/September
Muskelaufbautraining für höhere Leistungsfähigkeit und bessere Proportionen, aerobes Ausdauertraining zum Fettabbau und Intervalltraining in neuen Sportarten zur Motivationssteigerung und allgemeinen Konditionsverbesserung

Juli
Jetzt geht's los mit dem Muskelaufbautraining. Die ersten Kilos sind weg und Sie wollen bessere Proportionen. Ist ja auch Ihr gutes Recht. Also: Zweimal in der Woche, maximal dreimal, acht bis zwölf Wiederholungen bei jeder Übung. Machen Sie sich vor dem Training mit etwas Ausdauertraining warm und wählen Sie dann die Gewichte so, daß Sie innerhalb des genannten Wiederholungszahlintervalls die Übung beenden müssen, weil Sie keine weitere Wiederholung mehr mit korrekter Technik schaffen. Machen Sie immer nur einen Satz pro Übung, Aufwärmsätze mit leichtem Gewicht nicht mitgerechnet.
Zusätzlich trainieren Sie zwei bis dreimal in der Woche für den Fettabbau und einmal nach der Intervallmethode. Steigern Sie in diesen beiden Bereichen im Moment nicht, das Muskelaufbautraining wird Ihre Regenerationsfähigkeit ausreichend fordern. Sicher haben Sie mittlerweile eine neue Sportart gefunden, die Sie anstelle einer Ausdauereinheit einmal wöchentlich trainieren können.

August
Na, ist das ein Somme? Durch das Muskelaufbauprogramm vom Juli können Sie bestimmt nach einer Woche ohne Muskelaufbautraining die Gewichte wieder etwas erhöhen. Halten Sie diese trainingsfreie Woche zwischen den zwei Muskelaufbaublöcken unbedingt ein, es sei den, Ihr Urlaub liegt genau dazwischen. Dann ergibt sich die für die Regeneration wichtige Pause ganz von selbst. Genießen Sie den Sommer und trainieren Sie viel im Freien. Sie können das Ausdauertraining und sonstige Sportarten jetzt sicher schon nach eigenem Befinden zusammenstellen.

September
Da die meisten Leute irgendwann im Sommer in Urlaub fahren, bleibt hier der Platz frei. Sie verschieben die letzten Programme einfach so, daß es um den Urlaub herum paßt.

Oktober/November/Dezember

Kraftausdauertraining auf dem neuen Leistungsniveau, noch mehr Fettabbau-training für den letzten Schliff, Intervalltraining oder Spaßtraining in den neuen Sportarten

Oktober

Sie nehmen nach der zweiten Muskelaufbauphase die Intensität wieder etwas herunter, das heißt, Sie trainieren jetzt wieder mit weniger Gewicht und mehr Wiederholungen (Kraftausdauertraining). Durch den Muskelzuwachs, den Sie erzielt haben, können Sie jetzt auch das Kraftausdauerprogramm mit höheren Gewichten als im Juni trainieren. In diesem Monat nutzen Sie die freigewor-denen Power im Intervalltraining. Entweder fahren Sie zwei- bis dreimal in der Woche auf dem Trainingsrad (Hügelprogramm) oder Sie holen das Moun-ainbike raus.. Vielleicht spielen Sie ja auch schon in der örtlichen Basketball-mannschaft mit und haben zweimal die Woche Training. Oder ist aus Ihnen ein begeisterter Geländeläufer geworden?

November

Jetzt sind Sie schon fast in der Vorbereitungsphase für die Weihnachts-Schlemmer-Zeit. Mit dem Kraftausdauer- und Intervalltraining des letzten Monats haben Sie Ihren Stoffwechsel auf Hochtouren gebracht. Sie können diesen Monat entweder noch mal eine Muskelaufbauphase einlegen oder wie-der im Kraftausdauertrainingsbereich trainieren. Regulieren Sie das Ausdau-erprogramm zum Fettabbau entsprechen.

Dezember

Planen Sie schon jetzt zwischen Weihnachten und Neujahr eine trainingsfreie Zeit ein. Vielleicht fahren Sie ja mal in Wintersport oder erholen sich noch ein paar Tage unter südlicher Sonne. Bis dorthin heißt es jedenfalls: Krafttrai-ning allmählich reduzieren, dafür das reine Fettabbautraining noch mal voll hochfahren. Trainieren Sie in den letzten 20 Tagen des Jahres fünf bis sieben Mal in der Woche 45 Minuten bei Fettabbaupuls! Geben Sie Ihrem neuen Körper den letzen Schliff! Und passen Sie bitte Weihnachten ein wenig mit dem Essen auf! Nur ein wenig. Aber Sie haben sich ja auch dort längst umge-stellt.

Im neuen Jahr stehen neue Ziele auf Ihrem Plan. Wenn Sie noch mehr Kör-perfett verlieren wollen, trainieren sie ähnlich weiter wie in den letzten sechs Monaten, nur mit höherer Intensität. Haben Sie Ihren Traumkörper verwirklichen können, können Sie nun den Trainingsaufwand deutlich reduzieren. Ein bis zweimal in der Woche Kraftausdauer- oder Muskelaufbautraining reicht völlig, um Ihre Muskulatur in Schuß zu halten. Mit zwei bis drei Ausdauereinheiten, vielleicht kombiniert mit dem Krafttraining, halten Sie Ihren Stoffwechsel auf einem hohen Niveau.

Vielleicht haben Sie aber auch Spaß am Sport entwickelt und wollen neue Ziele realisieren? Mehr Muskeln aufbauen. Schneller mit dem Mountainbike die Berge hinaufradeln. Besser Basketballspielen. In diesem Fall setzen Sie sich mit entsprechenden Vereinen, Trainern oder Personal Trainern zusammen und lassen sich ein neues Programm auf den Körper schneidern. Viel Spaß!

KAPITEL 9

DIE STUDIE DIÄT 2000
– DER BEWEIS

Sie haben Frauke und Rolf schon in den ersten Kapiteln dieses Buches kennengelernt (die Namen sind selbstverständlich geändert). Wir hingegen lernten sie bei der Vorauswahl für die Studie „Diät 2000" kennen. Beide wollten ihrem Übergewicht endlich mit wissenschaftlichen Methoden und kompetenter Hilfestellung zu Leibe rücken.

„Diät 2000" wurde in der Zeit vom 20.05 bis zum 31.07.1993 als kontrollierte, multizentrische, offene Pilotstudie durchgeführt. Die 104 Probanden (100 plus Reserve) trainierten in drei Fitness-Studios in den Orten Velbert (28), Mettmann (27) und Bad Gögging (49). Dabei wurden die Diät/Sport-Gruppen in Velbert und Mettmann geführt, die reine Trainingsgruppe in Bad Gögging. Die Probanden hatten keine Möglichkeit, sich gruppenübergreifend auszutauschen. Frauke trainierte in Gögging und behielt weisungsgemäß ihre Ernährung weitestgehend bei. Allerdings berichtete sie, daß sie durch das regelmäßige Training mehr Hunger entwickelte und diesem Gefühl auch, anders als während ihrer Diäten, nachgab. Sie bemühte sich wohl dabei, wie zuvor auch schon, um eine gesunde, ausgewogene Ernährung und holte sich diesbezüglich bei ihrem Trainer mehrmals Rat ein. Rolf hingegen war in der Gruppe, die in Mettmann trainierte. Dadurch fiel er in die Diät/Sport-Gruppe und erhielt die unten beschriebene Formula Diät, die er gemäß den Empfehlungen mit zwei fettarmen Mahlzeiten ergänzte.

▶ „Diät 2000" – Feldstudie zur Fettreduktion

Die Studie begann mit einer öffentlichen Ausschreibung in der Tagespresse der drei Orte, in der um Probanden geworben wurde. Diese potentiellen Probanden wurden nach telefonischer Vorauswahl zu einem Eingangstest geladen und dort einer Inspektion unterzogen. Die Untersuchung bestand aus der Erhebung verschiedener anthropometrischer, biochemischer, klinischer und motorischer Daten. Aus dem erschienenen Personenkreis wurden 104 Probanden ausgewählt. Auf den Test folgte eine Einweisung durch den wissenschaftlichen Leiter der Studie, Univ. Prof. Dr. Friedhelm Beuker, und das

beteiligte wissenschaftliche Personal. Die Probanden der Diät/Sport-Gruppe bekamen die ersten Portionen der Formula-Diät ausgeteilt und wurden über die Durchführung der Diät unterrichtet. Alle Probanden teilten sich die Trainingszeiten verbindlich ein und bekamen ihre Trainingspläne. Am Montag der folgenden Woche nahmen die ersten Gruppen programmgemäß das Training auf.

Die Trainingspläne wurden in den Studios aufbewahrt und kontrolliert, für Fragen stand immer mindestens ein qualifizierter Trainer zur Verfügung. Die Diät/Sport-Gruppe bekam in regelmäßigen Abständen weitere Packungen der Formula-Diät ausgeteilt. Alle Probanden wurden wöchentlich unter Aufsicht eines Trainers auf jeweils derselben Waage gewogen.

Nach der letzten Trainingswoche erfolgte eine Enduntersuchung, in der dieselben Parameter festgestellt wurden wie in der Anfangsuntersuchung. Die Daten wurden an der Heinrich-Heine-Universität mit den gängigen statistischen Verfahren ausgewertet.[1]

Die Probanden konnten zu festgelegten Terminen Aufschluß über ihre individuellen Ergebnisse erhalten. Zwölf Monate nach Ablauf der Studie erfolgte ein Follow-up. Die Probanden der Diät/Sport-Gruppe wurden angeschrieben und gebeten, einen Fragebogen auszufüllen. Auch dieser Fragebogen wurde mit den gängigen statistischen Verfahren ausgewertet. Rolfs Daten wurden so automatisch festgehalten, er gehörte auch zu den Personen, die auf das Follow-up antworteten. Frauke hingegen wurde nicht automatisch in das Follow-up einbezogen, da sie in der reinen Sport-Gruppe gewesen ist. Im Laufe der dreimonatigen Studie baute sie jedoch ein persönliches Verhältnis zu den Mitarbeitern auf, das auch nach der Studie bestehen blieb. So erfuhren wir,

---

[1] Aus dem gesammelten Datenmaterial wurden statistische Grundwerte ermittelt, dann wurden ein t-Test bzw. eine Signifikanzberechnung nach Wilcoxon (Vergleich innerhalb einer Gruppe) und ein Man-Withney-Test (Vergleich innerhalb verschiedener unabhängiger Gruppen) durchgeführt.

daß sie nicht nur weiter trainierte, sondern auch weiterhin Körperfett abnahm – zwar langsam, aber beständig, und wie eine Nachfrage nach 12 Monaten ergab, auch dauerhaft.

▶ Der Eingangstest

Der Eingangstest enthielt folgende Kontrollmethoden und wurde in einer Anfangs- und Enduntersuchung zur Beobachtung der Veränderungen eingesetzt:

Anthropometrie:
Es wurden bestimmt: Körpergewicht, Körperhöhe, Body-Mass-Index, Broca-Index; ferner die Extremitäten- und Taillenumfänge; der Anteil der fettfreien Masse (Futrex-Infrarot-Emissionsgerät und Kaliper), des Körperfetts und des Körperwassers (Futrex-Infrarot-Emissionsgerät) .

Biochemische Methoden:
Folgende Parameter im Serum wurden mit dem Kodak Ektachem 66 II untersucht:
– Triglyzeride, Cholesterin, HdL-Cholesterin [Blutfette],
– Harnsäure, Harnstoff, Kreatinin [Eiweißabbauprodukte],
– Natrium, Kalium, Kalzium, Magnesium [Elektrolyte] und
– SGTP [Kontrollparameter].

Motorische Tests
Bankdrücken und Beinpresse (mögliche Anzahl an Wiederholung mit 40% des Körpergewichtes bei Frauen und 50 % des Körpergewichts bei Männern).

Klinische Untersuchung
– Anamnese, Inspektion, Puls, Blutdruck
– Körperliche Leistungsfähigkeit: Physical Working Capacity-Test bis zu einem Zielpuls von 130 Schlägen pro Minute auf dem Fahrrad-Ergometer.

Von besonderer Bedeutung für dieses Buch sind die Werte für Körpergewicht, Körperfett (in mm an den Meßstellen Trizeps, Bizeps, Scapula und Illiaca; in % Kaliper insgesamt und Futrex insgesamt), aktive Körpermasse und Wasser (Futrex).

▶ Die Probanden

Auf die Ausschreibung in der Tagespresse meldeten sich etwa 360 Personen, von denen ca. 230 aufgrund von verschiedenen Kriterien (hauptsächlich zu hohes oder zu niedriges Übergewicht) ausgeschlossen werden mußten. Die übrigen wurden zu einer Untersuchung eingeladen, zu der 130 Personen erschienen. Von diesen mußten weitere 26 wegen Krankheit, mangelnder gesundheitlicher Eignung für das Trainingsprogramm o.ä. ausgeschlossen werden. Die Interessenten wurden nach folgenden Merkmalen randomisiert:
– Alter: 20-50 Jahre
– Übergewicht: über 120 % Broca, unter 150 % Broca, bzw.
– Body-Mass-Index (BMI) 30
– Keine klinisch-pathologischen Befunde (keine akuten Krankheiten)
– Normale Beweglichkeit
– Bereitschaft zu zwei Monaten Training (alle) und Diät (Diät/Sport)

Von den untersuchten 130 Probanden begannen 104 (Männer: 32; Frauen: 72, zufällige Verteilung) pünktlich das Training; während der zweimonatigen Studiendauer schieden 18 wegen Erkrankung, Urlaubsantritt oder ohne Nennung von Gründen aus.

▶ Das aerobe Training

Für alle Probanden wurden drei Trainingseinheiten pro Woche mit einer Dauer von je 60 Minuten zur Verpflichtung gemacht. Diese Stunde teilte sich auf in 20 Minuten rein aerobes Ausdauertraining auf dem Fahrrad- oder Ruderergometer und 40 Minuten Zirkeltraining an den Krafttrainingsgeräten. Während des Ausdauertrainings wurde der Puls der Probanden laufend überprüft, um ein Training im aeroben Bereich zu garantieren.
Nach dem methodischen Konzept, das für die Studie entwickelt wurde und auch in diesem Buch beschrieben wird, sollten die Teilnehmer eigentlich länger und/oder öfter aerob trainieren. Der wissenschaftliche Charakter der Studie machte es aber schon aus organisatorischen Gründen notwendig, das Programm zu verkürzen. Aus demselben Grund konnte eine Individualisierung des aeroben Trainings nur in Hinblick auf die notwendige Belastung, die zum Erreichen des individuell ermittelten Zielpulses erforderlich war, vorgenommen. Eine Spezifikation in Bezug auf Dauer und Häufigkeit des Trainings unterblieb.

Das aerobe Training wurde von den Probanden gut angenommen und konsequent durchgeführt. Vor allem Frauke, aber mit ihr auch viele weitere Frauen, die sich ein wenig vor „sportlicher Schinderei" gefürchtet hatten, betonten immer wieder, daß sie sich eher unterfordert bis gut belastet fühlten als etwa überfordert. Durch die Belastung im mittleren Pulsbereich (Pulsdurchschnitt etwa 120 Schläge/Minute) konnten auch bei sehr Untrainierten Überlastungen vermieden werden.

Der Reizumfang des Ausdauertrainings lag im Rahmen der Studie bei drei mal 20 Minuten über eine Gesamtzeit von acht Wochen. Die Reizdichte sollte hoch sein (keine Pausen, Trittfrequenz auf dem Fahrrad etwa 80-90 Pedalumdrehungen pro Minute), die Intensität dagegen mäßig. Die Probanden bekamen ihrem PWC-Ergebnis entsprechend und über die Pulsfrequenz kontrolliert eine individuelle Intensität vorgegeben. Das Training wurde nach der Dauermethode durchgeführt. Die Reizdauer war, gemessen an den methodischen Vorgaben eher mittel bis kurz, die Häufigkeit lag mit drei Trainingseinheiten pro Woche im mittleren Bereich.

▶ Das Kraftausdauertraining

Der Reizumfang des Krafttrainings war im Rahmen der Studie auf drei mal 40 Minuten pro Woche und eine Gesamtzeit von 8 Wochen limitiert.

Die anderen Faktoren wurden zielgerecht so angelegt, daß die Wirkung des Trainings im Bereich Muskelerhalt/Kraftausdauer lag. Faktoren wie Maximalkraft, und intramuskuläre Koordination sind für den Fettabbau eher sekundär und wurden daher nicht speziell trainiert. Bei einem Training dieser Faktoren würden die diätische Maßnahmen zum Fettabbau, die für die Studie obligatorisch waren, kontraproduktiv wirken und ein solches Training ad absurdum führen, weil nicht unbedingt gewährleistet wäre, daß die kontrollierte und weitestgehend vorgebene Nahrungsmenge wirklich alle Nährstoffe in ausreichender Menge enthält, die nötig sind, um den hohen Belastungen eines Maximalkraft- oder IK-Trainings gerecht zu werden.

Um das Training im Bereich Muskelerhalt/Kraftausdauer wirken zu lassen und gleichzeitig die hohe Probandenzahl zu bewältigen, bot sich ein Zirkeltraining mit möglichst kurzen Wechselpausen zwischen den einzelnen Geräten an. Die Reizdichte sollte hoch sein, der Körper eine möglichst gleichbleibende Belastungsintensität erfahren. Die Reizintensität sollte bei 30 % der Maximalkraft (für Frauen) bzw. 40 % der Maximalkraft (für Männer) liegen. Die Reizdauer war kurz, das Bewegungstempo der einzelnen Wiederholungen zügig. Die Reizhäufigkeit ist unter diesen Umständen zwangsläufig hoch, sie lag bei 20-30 x 2 x 12 (=480-720 Einzelreize pro 40 Minuten).

Frauke empfand, trotz jahrelanger sportlicher Abstinenz, auch diesen Teil des Trainings als angenehm. Sie erzählte nach den ersten Wochen, daß sie sich „wie neugeboren" fühlte. Auf unsere Nachfrage erklärte sie, daß die Müdigkeit und Energielosigkeit, die seit der vorletzten Diät ihr ständiger Begleiter gewesen sei, „wie weggeblasen" wäre. Rolf hingegen, der ja schon mit einem Kraft- und Muskelaufbautraining Bekanntschaft gemacht hatte, fühlte sich anfangs leicht unterfordert. Er hätte sich gerne etwas höher belastet, sah aber ein, daß er im Sinne der Vergleichbarkeit der Ergebnisse damit bis nach der Studie warten mußte. Da seine Ergebnisse im Fettabbau beeindruckend waren, blieb seine Motivation erhalten. Nach der Studie wechselte Rolf auf unser Anraten hin periodisch zwischen einem Muskelaufbautraining und einem Kraftausdauertraining.

So vermeidet er Übertraining und Verletzungen und hält seinen Stoffwechsel auf einem höheren Niveau, als das mit reinem Muskelaufbautraining möglich wäre. Mittlerweile ißt er genau soviel und genußvoll wie früher (vielleicht ein wenig gesünder!), kann aber seine hervorragende Figur problemlos halten und kontinuierlich verbessern.

▶ Akzeptanz und „Drop out"-Quote der Probanden

Die Akzeptanz auf Seiten der Probanden war sehr groß. Die Kombination Untersuchung/Training/Untersuchung in Verbindung mit Nahrungsergänzungen, alles ohne Eigenkostenanteil, fand in der Bevölkerung eine so große Resonanz, daß viele Bewerber noch nach Beginn der Studie bzw. nach mehrmaliger Absage um eine Möglichkeit zurTeilnahme baten.

Um die Konsequenz war es bei den Probanden sehr gut bestellt, wie die relativ geringe Drop-Out-Rate von 17,3 % zeigt.

Diese wurde zum größten Teil durch das frühe Einsetzen der Schulferien und damit verbundene nicht verschiebbare Reiseantrittstermine verursacht. Die verbliebenen 86 Probanden beendeten die Studie ordnungsgemäß. Durch die konsequente Betreuung und regelmäßige Zwischenuntersuchungen konnten kleine Motivationstiefs bei den einzelnen Probanden leicht aufgefangen werden. Wie das Follow-Up zeigt, trainierte ein großer Teil der Probanden nach Abschluß der Studie gemäß der eingeübten Trainingspläne weiter[2]. Auch die

---

[2] 35,2 % der Probanden unterschrieben einen Jahresvertrag in einem Fitnesscenter; in einem Sportstudio bildete sich spontan eine Selbsthilfegruppe, die auch nach Abschluß der Studie bestehen blieb.

diätischen Maßnahmen wurden häufig ganz (unter weiterer Verwendung des/eines Nahrungskonzentrates) oder teilweise weitergeführt (siehe auch Tabelle 1).

Bei einigen Probanden wurde anhand der Meßergebnisse der Zwischenuntersuchungen und/oder der Trainingsprotokolle mangelnde Konsequenz bei der Durchführung von Training und Diät deutlich. Es wurde erwägt, diese Probanden vom weiteren Verlauf der Studie auszuschließen. Die betreffenden Probanden beendeten aber alle ohne Angaben von Gründen von sich aus die Studie und reagierten auch auf das Follow-Up nicht mehr.

▶ Die diätische Seite der Studie „Diät 2000"

Bei 55 Probanden wurde anstelle der gewohnten Kostform eine sogenannte Formula-Diät verwendet. Sie bestand aus Getränken, die eine Versorgung mit den Mindest-Nährstoffmengen im Sinne der Deutschen Gesellschaft für Ernährung (DGE) sicherstellen sollte. Diese Milchmischgetränke/Suppen sollten durch eine fettarme Mahlzeit (etwa ein Salatteller mit Putenfleisch und fettarmen Dressing) und ein bis zwei Stücke Obst ergänzt werden. Die Anwendung dieser Diät wurde den Probanden in einer Einweisung zu Beginn der Studie genau erklärt. Die 49 Probanden in Bad Gögging waren angehalten, ihre normale Kostform weiter zu sich zu nehmen. Es erfolgte keine Substitution und keine Beeinflussung in Bezug auf die Ernährung. Allen Gruppen wurde die Aufnahme von zwei bis drei Litern Wasser pro Tag angeraten.

Dieser Hinweis zeigte bei Rolf große Wirkung. Er hatte bisher etwa sechs bis acht Tassen Kaffee am Tag getrunken und abends zwei bis drei Biere, am Wochenenden auch schon einmal mehr. Mineralwasser schmeckte ihm nicht, wie er sagte. Außerdem hätte er nie Durst. Er begann dann aber doch, die empfohlenen zwei Liter Wasser zu sich zu nehmen. Wir hatten ihm geraten, immer wenn er ein leichtes Hungergefühl spüre und zu einer Süßigkeit oder einem Snack greifen wolle, sollte er doch ein Glas Wasser trinken mit einem Spritzer Zitronensaft. War der Hunger zehn Minuten später immer noch da, sollte er ein Stück Obst oder etwas Schwarzbrot mit Belag verzehren, sonst nicht. Rolf berichtete völlig erstaunt, daß es ihm mit dieser Methode sehr leichtfiel, auf alle Zwischenmahlzeiten zu verzichten. Er hatte, wie viele andere Menschen auch, Durst als Hungergefühl fehlinterpretiert und so immer mehr zu sich genommen, als er brauchte. Durch den hohen Kaffee- und Bierkonsum, beides wirkt entwässernd, verbunden mit der geringen Wasseraufnahme, neigte er dazu, Wasser im Körper zu speichern. Das brachte ihm ein schwammiges Aussehen und gelegentliche Verstopfungen. Beide Phänomene verschwanden, nachdem Rolf seinen Wasserkonsum neu reguliert hatte.

Mit der Formula Diät sollte einerseits eine gewisse Vergleichbarkeit der Ernährungsweise bei den Probanden sichergestellt werden, gleichzeitig war ein Ziel der Studie, Aufschluß über die Möglichkeiten und Grenzen eines sportlichen Trainings unter Diät zu gewinnen. Darüber hinaus sollte den Probanden mit der Formula-Diät die Möglichkeit gegeben werden, ihre Ernährung allmählich sinnvoll umzustellen. Bei der Anamnese der Probanden war wiederholt deutlich geworden, daß entweder eine völlige Unwissenheit über die Zusammensetzung und den Brennwert der Nahrung besteht oder es Probleme bei der Umsetzung von Wissen in die tägliche Praxis gibt. Durch eine Formula-Diät können diese Probleme umgangen werden.

Die Formula-Diät Day Fit der Firma Team Aktiv[3] besteht aus einem Pulver, das in sechs Geschmacksrichtungen (drei Milchmischgetränke, drei Suppen) ausgeteilt wurde. Dieses Pulver wurde weisungsgemäß zu je einem Meßlöffel in $\frac{1}{4}$ Liter fettarmer Milch (1,5%) angerührt. Die Probanden der Gruppe Diät/Sport nahmen drei solcher Milchmischgetränke/Suppen pro Tag zu sich. Im einzelnen enthielt die Formula-Diät die folgende Nährstoffverteilung:

- 55 % Kohlenhydrate
- 31 % Eiweiß
- 14 % Fett

Die Verteilung Fett (Gesamt) zu essentiellen Fettsäuren lag bei 23,4 zu 7,8.

▶ Auswirkungen der Formula-Diät

Neben der Gewichtsabnahme sollte die Verwendung einer Formula-Diät sicherstellen, daß die Probanden trotz kalorischer Einschränkung trainieren können, ohne körperliche Schäden (Abbau der aktiven Masse) zu erfahren. Dazu wurden im Rahmen der klinischen Untersuchung Parameter gemessen, die Aufschluß über eventuelle Abbauprozeße bzw. Verluste geben sollten.Die Parameter des Eiweißstoffwechsels (Harnstoff, Harnsäure, Kreatinin) verhiel-

---

[3] Bemerkung: Die Formula-Diäten anderer Firmen, die als Diät-Nährmittel gemäß DGE-Empfehlung vertrieben werden, unterscheiden sich aufgrund der Diät-Gesetzgebung nur unwesentlich voneinander und von der hier beschriebenen Diät. Der Markenname wird hier nur im Sinne der wissenschaftlichen Vollständigkeit genannt.

ten sich im wesentlichen konstant, so daß ein vermehrter Eiweißabbau, der bei der Diät/Sport-Gruppe als Folge etwaiger Eiweißdefizite hätte auftreten können, offensichtlich nicht ausgelöst wurde.

In bezug auf die Eiweißversorgung und die Mineralversorgung kann daher angenommen werden, daß die zugeführten Nährstoffe bei der vorliegenden Rezeptur nach DGE-Empfehlungen ausreicht, um zumindest den Bedarf während des Versuchszeitraums zu decken.

Ungeklärt bleibt allerdings, ob bei längerer Studiendauer oder höheren Trainingsbelastungen nicht doch Unterschiede zwischen der Gruppe mit normaler Ernährung und der Gruppe unter Formula-Diät festzustellen wären. Besonderen Augenmerk muß man hier auf den Mineralhaushalt legen, da im allgemeinen· erst eine längere Unterschreitung des Tagesbedarfs Mangelsymptome auslöst.Zumindest die Zufuhr von Magnesium und Kalium war geringer als man im allgemeinen für Menschen unter allgemeiner oder sportlicher Belastung verlangt, dennoch konnten keine Mangelsymptome beobachtet werden. Weder die klinische Inspektion noch die Befragungen der Probanden zu ihrem Befinden wiesen in Richtung Mangelerscheinungen.

Die als Sicherheitsfaktor kontrollierte SGPT erwies sich als unauffällig und legt den Schluß nahe, daß im Bereich der Leber trotz der ungewohnten Belastung durch Diät und Training keine Abbauprozeße stattfanden.

▶ Ergebnisse der Feldstudie „Diät 2000"

Ergebnisse der Kaliperimetrie
Bei allen vier Gruppen konnte eine Abnahme des Gesamt-Körperfettgehaltes festgestellt werden. Die Gruppen Diät/Sport-Männer, Sport-Männer und Sport-Frauen zeigten darüber hinaus auch eine eindeutige Abnahme aller Millimeterwerte für die Hautfaltendicke an allen gemessenen Körperstellen. Einzig die Gruppe Diät/Sport-Frauen zeigt an den Meßstellen Bizeps, Trizeps und Scapula eine Zunahme, für die keine Erklärung vorliegt. Möglicherweise kam es bei dieser Gruppe aufgrund eines geschlechts- oder umweltbedingt langsamen Stoffwechsels mit geringem Grundumsatz durch die kalorische Einschränkung zu einer weiteren Verlangsamung des Stoffwechsels, die zu einer vermehrten bzw. neuerlichen Einlagerung von Depotfett führte. Das würde die in Kapitel 5: „Einführung in den menschlichen Stoffwechsel" beschriebene Setpoint-Theorie stützen. Warum aber am Meßpunkt Illiaca eine deutliche Abnahme stattfand und die Gruppe sowohl nach der Kaliper- wie auch nach der Futrex-Methode einen deutlichen Verlust an Körperfett insgesamt aufwies, bleibt ungeklärt.

Ergebnisse der Gewichtsmessung
Alle Gruppen nahmen an Körpergewicht ab. Bei den beiden Sportgruppen war der Gewichtsverlust klein. Es muß überlegt werden, ob bei einer reinen sportmethodischen Konzeption die in der Studie durchgeführte Trainingshäufigkeit und -gestaltung ausreichend ist. In Verbindung mit der diätischen Umstellung jedoch sind die Ergebnisse deutlich besser. Sie übersteigen die Ergebnisse der Sportgruppen um das Fünf- (Männer) bzw. Achtfache (Frauen). Eine Kombination beider Methoden (Diät und Sport) erscheint für die Aufgabenstellung auf jeden Fall sinnvoll.

▶ Diskussion der Zwischenergebnisse

Beide Methoden, sowohl das sportliche Training wie auch das Training in Kombination mit Diät, führen zu den gewünschten Resultaten. Bei der vorliegenden, durch den Studiencharakter vorgegebenen Trainingskonzeption handelt es sich um eine deutliche Einschränkung gegenüber der in Kapitel 6 und 8 entwickelten Methodik. Schon aus diesem Grunde können die Ergebnisse der Sportgruppe nicht so deutlich sein.
Die hohe Varianz, die sich in den Einzelergebnissen der Probanden zeigte, läßt zwei Schlüsse zu. Einerseits ist es möglich, daß die Probanden die vorgegebenen Ernährungs- und/oder Sportprogramme unterschiedlich präzise durchgeführt haben.
Andererseits kann diese Varianz so interpretiert werden, daß die einzelnen Probanden noch präziser individuell untersucht und gesteuert werden müssen. Das ist im Rahmen einer Feldstudie natürlich unmöglich, kann aber in naher Zukunft schon die selbstverständliche Aufgabe von (Personal) Trainern und Ernährungsberatern sein. Der Wissenschaft obliegt es, diese Tendenzen genauer zu erforschen und zusammen mit der Industrie geeignete Test- und Diagnoseverfahren zu entwickeln, um Training und Ernährung noch genauer auf die Bedürfnisse des Einzelnen abstimmen zu können.

▶ Ergebnisse des Tests „PWC 130" – aerobe Leistung

Die Watt-Leistungen auf dem Fahrrad-Ergometer zeigen bei der Sport- und Diät/Sport-Gruppe Männer deutliche Steigerungen (berechnet auf kg/Körpergewicht). Bezogen auf den PWC-Quotienten bei einer Pulsfrequenz von 130 Schlägen pro Minute ergeben sich lediglich für die Sport-Gruppe

Frauen signifikant[4] positive Veränderungen. Bei allen übrigen Gruppen ist der Trend zwar ebenfalls deutlich positiv, aber nicht signifikant.

▶ Ergebnisse der Krafttests – Kraftausdauerleistung

Die Ergebnisse des Bankdrückens zeigen bei den Männern der Sport-Gruppe eine einfach positiv signifikante Tendenz mit einer Steigerung um 10,2 %; dagegen weisen die Männer der Diät/Sport-Gruppe eine Verbesserung um 11,0 % auf, die aber nicht signifikant ist.

Die Sport-Gruppe der Frauen zeigt mit 7,0 % Verbesserung ebenfalls eine positiv signifikante Tendenz. Bei der Diät/Sport-Gruppe Frauen beträgt die durchschnittliche Steigerungsrate 5,8 %, ein ebenfalls nicht signifikantes Ergebnis, was die Wiederholungszahl angeht.

Beim Vergleich der absoluten Leistung lassen sich in beiden Männer-Gruppen keinerlei signifikante Unterschiede feststellen, bei den Frauen der Sport-Gruppe beträgt der Unterschied 1,2 kg. Die Gesamttonnage, die während einer Trainingseinheit bewältigt wird, steigt dennoch bei beiden Gruppen und signifikant an. Der Quotient aus der Gesamtleistung, bezogen auf das jeweilige Endkörpergewicht, zeigt ebenfalls eine signifikant positive Entwicklung. Bei den Diät/Sport-Gruppen ist dieses Ergebnis nicht nachzuweisen.

Die Übung Beinpresse ist ebenfalls in bezug auf die Wiederholungszahl bei der Sport- und der Diät/Sport-Gruppe Männer signifikant positiv unterschiedlich, bei den Frauen zeigt sich das gleiche Bild. Bei der Betrachtung der Gesamtleistung in bezug auf das Körpergewicht ergeben sich in allen Gruppen signifikant positive Entwicklungstendenzen.

▶ Diskussion der Zwischenergebnisse

Alle vier Gruppen konnten sich in ihrer körperlichen Leistungsfähigkeit verbessern. Vor allem bei den Sport/Diät-Gruppen war das, zumindest unter Berücksichtigung der klassischen Literatur, nicht unbedingt zu erwarten. Grund für diese Verbesserungen ist vermutlich der schlechte Trainingszustand und das damit einhergehende sehr gute Ansprechen auf Trainingsreize. Die relative Vergrößerung der aktiven Masse, die in drei Gruppen deutlich

---

[4] Bemerkung: Der Begriff „signifikant" bzw. „Signifikanz" wird an dieser Stelle nicht mit seiner umgangssprachlichen Bedeutung (wichtig, bedeutend) verwendet, sondern im wissenschaftlichen Sinne. Signifikant sind Ergebnisse, wenn sie in statistischen Berechnungsverfahren einen gewissen Wert erreichen.

wurde, spricht hier eine klare Sprache. Bei der Gruppe Diät/Sport-Frauen konnte keine Vermehrung der aktiven Masse festgestellt werden, im Gegenteil, die aktive Masse nahm minimal ab. Man darf vermuten, das die schlechtere hormonelle Disposition zum Muskelaufbau/-erhalt in Verbindung mit der kalorischen Einschränkung Ursache für die Entwicklung war. Da aber die Abnahme an Körperfett nicht wesentlich hinter der Abnahme der Gruppe Diät/Sport-Männer zurückblieb, kann im Sinne der Studie trotzdem von einem Erfolg gesprochen werden.

Die Technikverbesserung, die bei allen Probanden während der Trainingszeit zu beobachten war, kann beim PWC und den Übungen Bankdrücken an der geführten Hantelstange und Beinpresse nicht der alleinige Grund für die zum Teil deutlichen Verbesserungen sein. Ein Effekt im Bereich der intramuskulären Koordination kann ebenfalls weitestgehend ausgeschlossen werden, da dieses Trainingsziel nicht trainiert worden ist und auch die Testverfahren im Bereich Kraftausdauer (Ziel: maximale Wiederholungszahl bei vorgegebenen Gewicht) und nicht im Bereich Maximalkraft lagen.

▶ Nebenwirkungen des verwendeten Produktes

Während der gesamten Studie konnten keine Nebenwirkungen festgestellt werden. Das verwendete Produkt lag in sechs Geschmacksrichtungen vor und wurde im allgemeinen gut angenommen. Den Probanden wurde freigestellt, die Geschmacksrichtungen untereinander zu tauschen. Von diesem Angebot wurde vereinzelt Gebrauch gemacht. Durch die Unterteilung in Heißgetränke (Suppen) und Kaltgetränke (Milchmischgetränke) lag eine gewisse Abwechslung beim Einsatz des Produktes vor, die allgemein begrüßt wurde.

▶ Zusammenfassung

Die im Rahmen der Studie „Diät 2000" durchgeführte Konzeption kann insgesamt als erfolgreich beurteilt werden. In allen vier Gruppen konnte mittels Kaliper- und Futrex-Methode eine Abnahme des Körperfettgehaltes sowie eine Gewichtsabnahme nachgewiesen werden. Die Diät/Sport-Gruppen erzielten dabei deutlich bessere Ergebnisse als die reinen Sport-Gruppen. Das Konzept „Ernährungsumstellung in Verbindung mit Stoffwechselanregung durch sportliches Training" ist für die Aufgabenstellung Körperfettabbau nach den vorliegenden Ergebnissen das Mittel der Wahl.

Um der sportmethodische Konzeption (Kapitel 6: Konsequenzen für die Trainingsmethodik) gerecht zu werden, muß an dieser Stelle noch einmal darauf hingewiesen werden, daß aufgrund des Studiencharakters des Projektes „Diät 2000" die ursprüngliche Konzeption deutlich eingeschränkt wurde. Um die Effektivität der vorgestellten Methodik genau beziffern zu können, sind weitere Studien notwendig.

Entgegen aller Erwartungen konnten bei allen vier Gruppen Verbesserungen in der körperlichen Leistungsfähigkeit festgestellt werden. Diese fielen bei den reinen Sport-Gruppen deutlich höher aus als bei den Diät/Sport-Gruppen. Da bei den Diät/Sport-Gruppen jedoch bedingt durch die kalorische Restriktion eher mit einer Verschlechterung der Leistungsfähigkeit zu rechnen gewesen wäre, ist dieses Ergebnis geradezu richtungsweisend. Offenbar ist die Zusammensetzung der Nahrung erheblich wichtiger als der reine Brennwert. Durch die Formula-Diät mit den wichtigsten Nährstoffen versorgt und über das Depotfett mit ausreichend Energie für die im Ausdauer- und Kraftausdauerbereich angesiedelten Belastungen versehen, gelang es den Probanden, ihre Kondition nicht nur aufrechtzuerhalten, sondern noch zu verbessern. Die Frage, ob sportliches Training ohne eine deutliche Vergrößerung der Energieaufnahme, bzw. unter Diät möglich ist, muß deshalb mit einem klaren „ja" beantwortet werden. Es ist nicht nur möglich, sondern sogar sinnvoll, wenn es in erster Linie um den Abbau von Depotfett geht.

▶ Follow-up

Für das Follow-up wurden die Probanden der Gruppe Diät-Sport angeschrieben. Sie bekamen einen Fragebogen, in dem sie gebeten wurden, Auskunft über ihr Körpergewicht, ihre Ernährung, sportliche Aktivität, Diätakzeptanz und ggf. Diätwiederholung zu geben.

Von 14 Männern antworteten 10 (71 %) auf die schriftliche Anfrage, von 31 Frauen waren es 16 (52 %), die den Fragebogen zurückschickten. Insgesamt antworteten 58 % der Probanden aus der Diät-Sport-Gruppe auf das Follow-up.

Ergebnisse des Follow-ups
Von den 26 Rückläufern waren 10 von Männern und 16 von Frauen ausgefüllt worden. Die Frauen, die während der Studie im Schnitt 9,71 Kilo abgenommen hatten, haben in den 12 Monaten bis zur Nachbefragung durchschnittlich weitere 1,46 Kilo abgenommen.

81 % gaben an, ihre Ernährung nach der Studie dauerhaft umgestellt zu haben. Die durchschnittliche sportliche Betätigung pro Woche lag bei 3,8 Stunden.

30 % der befragten Frauen gaben an, keinen Sport mehr zu treiben. Die Diät wurde von 87,5 % der Frauen als gut oder erfolgreich qualifiziert. 50 % haben eine erneute Diät nach dem bekannten Schema durchgeführt.

Die Männer hatten während der Studie im Schnitt 9,22 Kilo abgenommen und konnten ihr Gewicht in den 12 Monaten bis zur Nachbefragung durchschnittlich um weitere 1,22 Kilo senken. 80 % gaben an, ihre Ernährung nach der Studie dauerhaft umgestellt zu haben. Die durchschnittliche sportliche Betätigung lag bei 3,6 Stunden pro Woche, wobei 20 % der befragten Männer angaben, keinen Sport mehr zu treiben. Die Diät wurde von 90 % der männlichen Probanden im nachhinein als gut oder erfolgreich bewertet. 40 % haben eine erneute Diät nach dem bekannten Schema durchgeführt.

Zusammenfassend kann man sagen, das die positive Tendenz zum Körpergewichtsabbau auch 12 Monate nach der Studie immer noch deutlich erkennbar war. Selbst die hohen Abbrecherzahlen im Bereich sportliche Aktivität konnten diesen Trend nicht umkehren. Bei einem großen Teil der Befragten kann eine Verhaltensänderung sowohl die Ernährung wie auch die sportliche Aktivität betreffend beobachtet werden. In Bezug auf die Effektivität kann die durchgeführte Methode damit sowohl von physiologischer als auch von sportmethodischer und motivationeller Seite her als den gängigen Methoden (mit ihren fast ausschließlich kurzfristigen Erfolgen) überlegen betrachtet werden.

Tabelle 1: Follow-up

	Teilnehmer		Gewichtsreduktion		Ernährung/Sport		Diät	
	Studie	Follow-up	Studie	Follow-up	Um-stellung	Std. pro Woche	Akzep-tanz	Wieder-holung
Männer	14	10	−9,22 s = 3,25	−1,22 s = 13,57	80 %	3,6 h Abbruch 20 %	90 %	40 %
Frauen	31	16	−9,71 s=2,89	−1,46 s=4,23	81 %	3,8 h Abbruch 30 %	87,5 %	50 %

Die Verwendung der Formula Diät hat sich bei vielen der befragten Teilnehmer als große Erleichterung auf dem Weg hin zu einer gesunden Ernährung erwiesen. Motiviert von den Anfangserfolgen erfolgte häufig eine weitere Beschäftigung mit den Problemfeldern „Abnehmen – Zunehmen – Gesunde Ernährung". Auf Dauer wurde das Hilfsmittel Formula-Diät überflüssig, weil es vielen Probanden gelang, sich auf selbständig an neue Nahrungsmengen und Nahrungszusammensetzungen zu gewöhnen. Ist das Wissen über diese Zusammenhänge erst einmal vorhanden, wird es oft in die Tat umgesetzt. Solange dies aber noch nicht der Fall ist, erscheint vielen Menschen die Überprüfung und Korrektur ihrer Ernährungsgewohnheiten umständlich, schwierig und zeitraubend. Diesen Argumenten stellt sich die Formula-Diät mit leichter Verfügbarkeit, einfacher Zubereitung und präziser Zusammensetzung entgegen.

Frauke beispielsweise war es mehr als leid, sich mit Kalorien-, Kohlehydrat- und Fettabellen herumzuschlagen oder nur genau vorgeschriebene Rezepturen zuzubereiten, die gar nicht ihren Gewohnheiten und ihrem Geschmack entsprachen. Sie begrüßte es anfangs sehr, sich nur schnell ein Milchmischgetränk anrühren zu müssen und sich über den Rest (erst einmal) keine weiteren Gedanken machen zu müssen. Zu lange hatten sich ihre Gedanken ausschließlich um das Einkaufen, die Zubereitung und den Verzehr von Mahlzeiten gedreht. Am Ende der Studie, und damit am Ende der Gratisversorgung mit den nicht ganz billigen Präparaten, machte es ihr wieder Spaß, sich bewußt mit ihrer Ernährung auseinanderzusetzen.

KAPITEL 10

DIE ATMUNG

Atmen ist Leben – Ohne Sauerstoff
kein aerobes Training
Bauchatmung contra Schulteratmung
Yoga
Checkliste: Atmung

▶ Atmen ist Leben – Ohne Sauerstoff kein aerobes Training

Sie wissen jetzt über die Schlüsselrolle des aeroben Ausdauertrainings Bescheid. Sie haben gelesen, daß es die wichtigste Waffe im Kampf gegen überschüssiges Körpergewicht ist. Wenn Sie es anfangs nicht so recht überzeugt hat, habe ich Sie hoffentlich mit den Ergebnissen der Studie „Diät 2000" überzeugt. Sauerstoff ist der Schlüssel zur Fettverbrennung. Kohlehydrate können ohne Sauerstoff verstoffwechselt werden, Fett nicht. Punkt. Basta. Aus.

Sie wissen jetzt auch, wie Sie Ihr Training ausführen müssen, um es im aeroben Bereich zu halten. Sie wählen einfach eine entsprechend niedrige Intensität. Über die Pulsfrequenz kontrollieren Sie, ob die Intensität wirklich richtig bemessen ist. Vielleicht haben Sie sogar eine Möglichkeit, Ihren Lactatwert messen zu lassen. Im Studio, bei Ihrem Arzt oder Ihrem Personal Trainer. Diese Methode ist noch genauer als die Pulsmethode. Wie dem auch sei, einen Punkt haben wir bislang völlig außer acht gelassen.

Wo kommt der Sauerstoff eigentlich her?

Aus der Atemluft natürlich, werden Sie erwidern. Klar, aber das meinte ich nicht, obwohl auch das ein wichtiger Faktor ist. Ohne mich hier lang und breit über die heutige Luftverschmutzung auszulassen, darf ich Sie doch daran erinnern, daß Sie Ihr aerobes Ausdauertraining am besten an der frischen Luft ausführen. Mountainbiken in der City mag zwar ein positiver Beitrag zum Umweltschutz sein, wenn Sie dafür Ihr Auto stehen lassen (außerdem kann es Ihren Adrenalinspiegel in gewaltige Höhen treiben!), aber regelmäßiges Ausdauertraining führen Sie besser in der freien Natur aus. Schließlich möchte ich nicht, daß Sie mehr Schadstoffe inhalieren als Sauerstoff. Im Sommer müssen Sie diesen Ratschlag dann wieder relativieren. Wenn hohe Ozonwerte gemeldet sind, ist aufgrund bestimmter chemischer Kreisläufe das Umland von großen Städten oder Verkehrsknotenpunkten stärker betroffen als die Städte selbst. Seien Sie vorsichtig und schränken Sie an solchen Tagen Ihr Ausdauertraining ein, wenn Sie in den betroffenen Gebieten wohnen.

Aber das war es auch nicht, worauf ich hinauswollte. Ich wollte mal Ihre Atmung unter die Lupe nehmen. Ja, genau, diesen völlig automatischen Vorgang, den Sie schon fast gar nicht mehr registrieren, weil er so alltäglich ist. Die einzelnen Atemzüge möchte ich unter die Lupe nehmen. Diesen einfachen Bewegungsablauf. Die Luft durch die Nase einziehen, vorwärmen, durch die Luftröhre in den Brustraum strömen lassen und die Lungen füllen.

Durch den Druck der vollen Lungenflügel auf die Organe des Bauchraumes die Bauchdecke leicht vorwölben. Dann das ganze retour. Den Bauch einziehen, das Zwerchfell anspannen, den Brustkorb wieder zusammenziehen, die Lungenflügel wieder leeren und die Luft durch Luftröhre und Nase aus dem Körper drücken. Wie, Sie atmen anders? Durch den Mund? Sie heben nur kurz die Schultern, wenn Sie einatmen? Weiten nur den Brustkorb, während der Bauch flach bleibt? Achten Sie doch mal auf Ihre Atmung. Genau: Jetzt. Schließen Sie einmal die Augen und beobachten Sie die nächsten zehn Atemzüge. Nur beobachten, nicht verändern. Na?

Sollten Sie tatsächlich anders atmen, als ich es oben beschrieben habe, brauchen Sie sich keine Sorgen zu machen. Sie gehören zur absoluten Mehrheit. Mindestens 95 Prozent aller Menschen atmen flacher, hektischer, durch den Mund und nur mittels der sogenannten Brust- oder Schulteratmung. Man stirbt nicht davon. Diese Art der Atmung ist ausreichend. Aber sie ist keineswegs optimal. Noch nicht einmal befriedigend oder gar gut, um einmal bei den Schulnoten zu bleiben. Atmen Sie doch einmal so, wie ich es oben beschrieben habe. Drücken Sie beim Einatmen den Bauch deutlich hervor und ziehen Sie ihn beim Ausatmen ebenso deutlich wieder ein, vor allem am Ende des Atemzuges, wenn Sie bereits der Meinung sind, Ihre Lungen wären bereits leer. Schenken Sie mir noch einmal zehn Atemzüge. Atmen Sie zehnmal genauso ein und aus, wie es oben auf der Seite steht. Schließen Sie dabei die Augen und konzentrieren Sie sich. Zehnmal. Bitte.

Was haben Sie gemacht? Sie haben über zehn Atemzüge mindestens doppelt so tief ein- und ausgeatmet wie bisher. Bei einem „normalen", flachen Atemzug tauschen Sie nur etwas über ein Drittel des Lungeninhaltes aus. Der Rest verbleibt in der Lunge und wird weiter seines Sauerstoffs beraubt und dafür mit Kohlendioxid aufgefüllt. Nach einiger Zeit ist dieses Gasgemisch wertlos für Sie. Es verbleibt aber weiterhin in Ihrer Lunge. Solange, bis Sie einmal tief seufzen oder herzhaft gähnen. Gähnen ist eine reflektorische Handlung, die der Körper selbständig einleitet, wenn die Sauerstoffversorgung des Gehirns zu wünschen übrig läßt. Sie atmen ganz tief ein und anschließend, mit einem mehr oder minder lauten Geräusch ganz tief wieder aus. Genau das, was Sie mit einem vollständigen Atemzug auch erreichen würden. Sie tauschen über 90 Prozent der Atemluft (oder was von ihr übrig ist) aus.

Frauke kennt diese tiefe Atmung bereits: „Klar, bei der Schwangerschaftgymnastik haben wir doch auch diese Übungen gemacht. Die Ausatmung stärker betont, um zu entspannen, und den Bauch ganz fest einziehen und dabei pressen. Einmal bin ich sogar in so einer Stunde eingenickt, so entspannt war ich. Nach den Geburten habe ich aber nie weiter geübt. War ja Schwangerschaftsgymnastik. Seitdem ich aber einmal in der Woche zu meinem Yogakurs gehe, weiß ich, das richtiges Atmen nicht nur was für Schwangere ist."

▶ Bauchatmung contra Schulteratmung

Sie wissen, daß Sauerstoff lebenswichtig ist. Sie wissen jetzt auch, wie Sie Ihre Sauerstoffversorgung verbessern können. Beginnen Sie mit einem Atemtraining. Nehmen Sie sich mindestens einmal täglich Zeit, um 10 bis 15 Mal tief durchzuatmen.

Setzen Sie sich entspannt in einen Stuhl, stehen Sie, am besten am offenen Fenster, oder legen Sie sich entspannt auf den Rücken. Beginnen Sie mit einem tiefen Ausatmen. Sie werden sich vielleicht wundern, aber eigentlich ist das Ausatmen viel wichtiger als das Einatmen. Zum einen reinigen Sie damit Ihre Lungen von den Resten vergangener Atemzüge. Sie bereiten sie auf ein tiefes Einatmen vor. Versuchen Sie doch einmal, ein volles Glas Wein weiter aufzufüllen. Sie verstehen, was ich meine? Zum anderen hat das Ausatmen eine beruhigende und entspannende Wirkung auf das zentrale Nervensystem. Sie atmen in Zukunft also bewußt über den Bauch. Dadurch kräftigen Sie die Bauchdecke und den quadratus lumborum, einen tiefliegenden Bauchmuskel, der das Zwerchfell bewegt. Zusätzlich massieren Sie mit Zwerchfell und Bauchmuskulatur Ihrer inneren Organe und verbessern so Ihre Verdauung. All diese Vorteile kann Ihnen die Schulter- oder Brustatmung nicht bieten.

Ich möchte Ihnen an dieser Stelle, stellvertretend für die vielen Atemübungen, die es gibt, eine vorstellen, die Sie schnell lernen können und die Sie mit den Vorteilen einer vertieften Atmung vertraut macht. Sollten Sie Interesse an weiteren Übungen haben, können Sie an Universitäten oder Volkshochschulen und bei Krankenkassen, Vereinen und Sportstudios entsprechende Kursangebote finden. Wenn Sie nicht ausdrücklich als Atemübungen beschrieben sind, kann es sich bei diesen Kursen um Entspannungskurse, Streßbewältigungskurse, Yogakurse oder ähnliches handeln.Fragen Sie doch mal nach. Jetzt aber zu unserer Übung.

Nehmen Sie sich bitte täglich etwa fünf Minuten Zeit. Wenn Sie Probleme mit dem Einschlafen haben, sollten Sie vielleicht vor dem Einschlafen üben, weil die Übung eine beruhigende Wirkung hat und Ihnen beim Einschlafen helfen kann. Morgens, stehend vor einem offenen Fenster oder tagsüber im Sitzen ausgeführt, kann die Übung auch belebend wirken und die Konzentration und die Leistungsfähigkeit verbessern. Manche Menschen üben auch gerne während eines Spaziergangs. Wo auch immer Sie üben möchten, üben Sie bitte mindestens einmal am Tag für fünf Minuten.

Und so geht die Übung:
Sie atmen einmal ganz tief aus, so tief, wie Sie können. Wenn Sie meinen, Sie könnten nicht mehr weiter ausatmen, ziehen Sie den Bauch ganz ein und drücken dadurch die restliche Luft aus der Lunge. Dann lassen Sie zuerst die Bauchdecke wieder locker. Sie werden automatisch einatmen. Atmen Sie so tief ein, wie Sie können. Wölben Sie dabei den Bauch etwas vor, weiten Sie den Brustkorb und heben Sie am Schluß noch die Schultern etwas an. Das hört sich nach einer bewußten Bewegung an, aber Sie werden diesen Bewegungsablauf automatisch durchführen, wenn Sie so tief wie möglich einatmen. Versuchen Sie lediglich, die beschriebene Reihenfolge einzuhalten.
Wiederholen Sie diese Prozedur über mehrere Atemzüge. Sobald Sie sich nicht mehr so stark auf das Atmen konzentrieren müssen, versuchen Sie das Ausatmen etwas stärker zu betonen als das Einatmen. Zählen Sie dazu leise in Gedanken mit. Wählen Sie beim Zählen ein Tempo, mit dem Sie beim Einatmen bis vier zählen können.Zählen Sie beim Ausatmen im gleichen Rhythmus, aber zählen Sie bis sechs.
Sie atmen tief und gleichmäßig im Rhythmus vier zu sechs ein- und wieder aus. Seien Sie dabei ganz zwanglos. Versuchen Sie anfangs nicht, besonders langsam zu atmen. Halten Sie lediglich den Rhythmus ein. Wenn es zu anstrengend wird, kehren Sie zur Normalatmung zurück und atmen ein paarmal zwischendurch. Wenn Sie weiter üben möchten, beginnen Sie nach ein paar Atemzügen wieder mit der Vier-zu-sechs-Atmung.
Nach ein paar Wochen regelmäßigen Trainings können Sie versuchen, schrittweise die Dauer der Atemzüge zu verlängern. Steigern Sie sich allmählich auf fünf zu sieben, dann auf fünf zu acht, schließlich auf sechs zu neun. Beginnen Sie die Übung aber immer mit dem Rhythmus vier zu sechs. Überspringen Sie keine der Stufen. Zählen Sie auch nicht einfach schneller, anstatt langsamer zu atmen. Wir machen hier keinen Wettkampf. Sie betrügen sich lediglich selbst.
Wenn Sie erst einmal zwei oder drei Wochen regelmäßig die Bauchatmung beziehungsweise vollständige Atmung trainiert haben, werden Sie sich auch in Ihrer alltäglichen Atmung langsam umstellen. Anfangs müssen Sie vielleicht noch bewußt darauf achten, aber nach einiger Zeit wird Ihnen diese natürliche und gesunde Art der Atmung in Fleisch und Blut übergehen. Sie werden dann auch unter Belastung, beim Treppen steigen oder beim sportlichen Training tiefer und gleichmäßiger atmen und dadurch Ihre Sauerstoff-

aufnahme verbessern und Seitenstiche sowie Atemnot vermeiden können. Selbstverständlich hilft Ihnen die vertiefte Atmung auch beim aeroben Training weiter. Sie können mehr leisten (mehr Fett verstoffwechseln) und kommen bei kleinen Belastungsspitzen, einem kleinen Hügel beim Radfahren oder beim Laufen etwa, nicht so schnell in den anaeroben Bereich. Sollten das doch einmal vorkommen, kommen Sie deutlich schneller wieder zurück in den aeroben Bereich.

▶ Yoga

Wenn Sie Ihr Stretchingprogramm und Ihre Atemübungen gleichzeitig trainieren wollen, wäre Yoga ein ideales Training für Sie. Yoga-Gruppen oder Schulen gibt es in vielen Städten. Sie können sich aber auch ein Buch oder ein Video über Yoga kaufen und alleine zuhause trainieren, wenn Ihnen das lieber ist. Ich persönlich würde Ihnen aber eine Gruppe empfehlen, die zusammen mit einem guten Lehrer übt. Viele Darstellungen in den Büchern und Videos sind übertrieben und daher für Anfänger nicht nachzuvollziehen. Dabei ist es gar nicht notwendig, extreme Verrenkungen einzunehmen, um Yoga zu betreiben. Im Gegenteil, alles Extreme steht im krassen Widerspruch zum Yoga. Dazu an dieser Stelle ein Zitat von Yehudi Menuhin[1]:

„Die Übung des Yoga gibt ein entscheidendes Gefühl für Maß und Proportionen. Auf unseren Körper bezogen, bedeutet dies, daß wir unser wichtigstes Instrument zu spielen und die größte Resonanz und Harmonie daraus zu ziehen lernen.
Mit unermüdlicher Geduld verfeinern und beseelen wir jede Zelle, wenn wir täglich zum Angriff übergehen, um die sonst brachliegenden und zur Erstarrung verurteilten Fähigkeiten zu erschließen und wieder lebendig zu machen...
Diese Schulung ist in idealer Weise geeignet, körperliche und geistige Krankheiten zu verhüten und dem Körper ganz allgemein einen Schutz zu geben. Auch entwickelt sie einen unvermeidlichen Sinn der Selbstsicherheit und des Selbstvertrauens. Yoga ist von Natur aus eng verbunden mit den allgemeingültigen Gesetzen. Denn Achtung vor dem Leben, Wahrheit und Geduld sind unentbehrliche Faktoren, die einen ruhigen Atem, Stille der Gedanken und Festigkeit des Willens ermöglichen."

---

[1] Menuhin, Yehudi, in Iyengar, B.K.S.: Licht auf Yoga, Textrevidierte Neuausgabe im Bertelsmann Verlag 1993, S. 11, 12.

Neugierig geworden?

Dann folgen Sie meinem Rat und suchen Sie sich eine Yoga-Gruppe. Machen Sie ein paar Stunden mit. Sollten Sie mit dem Lehrer nicht zurechtkommen oder das Niveau der Gruppe bereits zu weit fortgeschritten sein, versuchen Sie ruhig noch eine zweite oder dritte. Sie werden nicht nur vielfältige Anleitung für Atemübungen bekommen, sondern auch Übungen lernen, die Ihrer Beweglichkeit, Ihrer Muskulatur, Ihrer Verdauung und Ihrem inneren Gleichgewicht zugutekommen.

▶ Checkliste: Atmung

1 Sauerstoff ist lebenswichtig. Kontrollieren Sie einmal Ihre Atmung. Atmen Sie eher über die Schultern und ziemlich flach? Dann sollten Sie die Bauchatmung oder die vollständige Atmung lernen und üben.

2 Sauerstoff ist der Schlüssel für Ihr aerobes Training. Wenn Sie Ihre Atmung verbessern und bewußter einsetzen, können Sie besser und länger im aeroben Bereich trainieren.

3 Achten Sie auf Umwelteinflüsse, welche die Qualität Ihrer Atemluft beeinflussen können. Halten Sie sich viel im Grünen auf und verlegen Sie auch einen Teil Ihres Trainings an die frische Luft.

4 Behalten Sie im Sommer die Ozonwerte im Auge. Verlegen Sie gegebenenfalls hr aerobes Ausdauertraining in die frühen Vormittagsstunden. An Tagen mit besonders hohen Ozonwerten sollten Sie auf das Training verzichten oder in klimatisierten Räumen (Fitnesscenter) trainieren.

5 Tun Sie alles, um möglichst wenig zu einer weiteren Verschlechterung der Luft beizutragen. Gehen Sie mehr zu Fuß oder benutzen Sie das Fahrrad anstelle des Autos. Zur Belohnung verbessert sich Ihre Kondition und Ihr Körperfett verringert sich.

6 Üben Sie täglich mindestens fünf Minuten, richtig zu atmen. Versuchen Sie auch, beim Spazierengehen, Auto fahren, Arbeiten, Fernsehen usw. tief und vollständig zu atmen.

7 Schließen Sie sich einer Yoga-Gruppe an, wenn Atemübungen mit Dehn- und Kräftigungsübungen kombinieren wollen oder innere Ruhe und Energie suchen.

KAPITEL 11

TIPS UND TRICKS...

... beim Einkaufen und Essen
... bei der Zubereitung von Lebensmitteln
... beim Essen „Außer Haus"
... beim Training der Ausdauer
... beim Training der Kraft
... beim Training der Kraftausdauer

Dieses Kapitel enthält eine Vielzahl von Praxistips, die Ihnen helfen sollen, das Gelesene im Alltag umzusetzen. Auch mir sind nicht alle Tips und Tricks selbst oder auf einmal eingefallen. Vieles habe ich in nunmehr 12 Jahren Training, Sportstudium und Beruf gesammelt, andere Dinge gelesen oder von Freunden und Kunden, die ich betreue, erzählt bekommen.

Machen Sie es genau wie ich. Wenn Ihnen Sachen einfallen, die in dieses Kapitel gehören, schreiben Sie sie auf. Machen Sie sich Ihre eigene und ganz persönliche Liste von Tips und kleinen Hilfen. Und, wenn Sie wollen, lassen Sie mich an Ihrem Wissen und Ihren Erfahrungen teilhaben. Schreiben Sie mir, welche Strategien Sie entdeckt haben, um mit den kleinen Hürden des Alltags fertig zu werden. Ich bin für jede noch so kleine Erweiterung dieser Aufstellung dankbar und werde sie in zukünftigen Auflagen gerne aktualisieren.

▶ ... beim Einkaufen und Essen

Gehen Sie niemals hungrig einkaufen. Sie kaufen dann oft mehr, als Sie eigentlich vorhatten und geben eventuell Leckereien den Vorzug. Außerdem wird es Ihnen schwerer fallen, an all den Bäckerei-, Imbiß- und sonstigen Ständen vorbeizukommen, die Sie dazu verleiten sollen, schnell mal etwas zu essen.

Machen Sie sich einen Einkaufszettel. Wenn Sie schon vorher wissen, was Sie brauchen, fehlt Ihnen hinterher nichts, was Sie für Ihren „runderneuerten" Speiseplan brauchen. Außerdem kommen Sie nicht so schnell in Versuchung, alten Gewohnheiten zu folgen.

Prüfen Sie immer wieder das Angebot auf Lebensmittel, die Ihnen helfen können, Ihre Ziele zu realisieren. Es gibt ständig neue, fettarme Produkte, darunter auch Fertiggerichte und Getränke, die Sie vielleicht in Zukunft gerne verwenden, weil Sie gut schmecken oder schnell und einfach zuzubereiten sind.

Nicht alles, wo „light" oder „Diät" draufsteht, hält, was es verspricht. Diese Begriffe sind nicht geschützt und werden gerne von Marketingstrategen mißbraucht. Prüfen Sie gerade diese Produkte genau, bevor Sie (meist teures) Geld dafür hinlegen. Oft gibt es gute, preiswerte Alternativen.

Gehen Sie auch einmal in einen anderen Supermarkt, vor allem, wenn Sie in „Ihrem" nur das übliche Sammelsurium von „Süß und Fett" finden. Die Angebote selbst gleichnamiger Märkte unterscheiden sich oft von Stadtteil zu Stadtteil deutlich.

Tauschen Sie Ihre Erfahrungen aus. Befragen Sie Gleichgesinnte und Sportsfreunde, wo sie einkaufen und welche Produkte sie bevorzugen. Natürlich müssen Sie auch diese Tips für sich überprüfen.

Nehmen Sie vor dem Essen keine Getränke zu sich, insbesondere keine eisgekühlten. Sie verdünnen nur die Salzsäure im Magen bzw. verhindern eine angemessene Ausschüttung derselben. Ihre Nahrung wird dann nicht mehr ordentlich vorverdaut.

Essen Sie proteinreiche Speisen auf nüchternen Magen, etwa zuerst Fleisch, dann Reis oder Kartoffeln und dann Salat.

Kombinieren Sie nie frisches Obst mit Gemüsen, weil diese jeweils andere Enzyme benötigen. Diese Enzyme bekämpfen sich untereinander und hemmen gegenseitig ihre Effektivität.

Kaffee und Wasser verdünnen die Magensäure und setzen dadurch die Effektivität des Magens herab.

Orangensaft ist nur dann ein guter Aperitif, wenn er etwa 15 Minuten vor dem Essen getrunken wird. Fruchtsäfte passieren das Verdauungssystem recht schnell und haben daher etwa 15 Minuten nach dem Verzehr keinen Einfluß mehr auf die Verdauung weiterer Speisen.

Wenn der Saft aber gekühlt ist, riskieren Sie wieder eine Betäubung der säureabsondernden Zellen in den Magenwänden, ähnlich wie bei kaltem Wasser oder eisgekühlten Drinks.

Essen Sie langsam und kauen Sie sorgfältig.

▶ ... bei der Zubereitung von Lebensmitteln

Sparen Sie bei allen Fettzusätzen. Fast alle Rezepte kommen mit der Hälfte der angegebenen Menge Butter, Margarine und Öl aus, ohne an Geschmack oder Appetitlichkeit zu verlieren.

Verwenden Sie zu Braten beschichtete Pfannen. Sie brauchen dann nur ein Minimum an Fett oder Öl, um ein Ankleben des Bratgutes zu vermeiden.

Halten Sie Gar- und Kochzeiten so kurz wie möglich. Ergänzen Sie die Mahlzeiten mit Rohkostbeigaben (Salaten o.ä.). Rohkost eignet sich auch hervorragend zum Knabbern und Naschen.

Versuchen Sie, täglich fünf bis sieben Portionen (je etwa eine Tasse oder ein Stück) Obst und Gemüse zu essen.

Achten Sie vor allem bei Fertiggerichten auf den Fettgehalt. Es gibt ganz schlimme Ausreißer, aber auch sehr fettarme Fertiggerichte. Light-Produkte sind häufig nur kalorienreduziert, weil Kohlehydrate durch Süßstoffe ersetzt worden sind. Der Fettgehalt wird aber oft unverändert hoch belassen.

Verzichten Sie auf alle sichtbaren Fette. Schneiden Sie Fettränder an Fleisch und Geflügel ab.

Binden Sie keine Soßen mit Weißmehl oder stark mehlhaltigen Soßenbindern. Bereiten Sie auch keine Soßen auf Butter- oder Margarinebasis zu. Ausgelassenes Fett sollten Sie entsorgen, nicht essen.

Entdecken Sie den Geschmack. Viele Nahrungsmittel haben bei schonender Zubereitungsweise einen guten Eigengeschmack, der nur all zu oft unbekannt ist, weil er von Soßen und Gewürzen überlagert wird.

Wenn Sie Probleme mit der Ernährungsumstellung haben oder alte Gewohnheiten immer wieder durchbrechen, kann der zeitweise Einsatz einer Formula-Diät nach DGE-Empfehlungen hilfreich sein.

▶ ... beim Essen „Außer Haus"

Studieren Sie die Speisekarte genau. Sie werden oft Gerichte finden, die in Ihren persönlichen Speiseplan passen. Wählen Sie Geflügel oder Fisch anstelle von Schweinefleisch oder Rindfleisch. Zur Not findet man fast immer einen leckeren Salat.

Drücken Sie sich vor üppigen Vor- oder Nachspeisen.

Vermeiden Sie den „Verdauungsschnaps" oder andere alkoholische Getränke. Sie sparen viele „leere" Kalorien. Außerdem verleiten diese Getränke oft zu vermehrtem Essen. Den freien Aperitif bekommen Sie nicht nur aus reiner Freundlichkeit...

Machen Sie sich bei Buffets den Teller nicht so voll. Gehen Sie lieber mehrmals. Das wirkt besser und vermeidet „Freßgelage".

Scheuen Sie sich nicht, etwas auf dem Teller zu lassen, wenn Sie satt sind. Große Portionen verdecken gerne mangelnde Qualität oder sind eine Anpassung an das „verfressene" Publikum.

Lassen Sie sich nicht von Einladungen aus Ihrem Konzept bringen. Erliegen Sie nicht der Versuchung, den ganzen Tag nichts zu essen, nur weil es abends etwas umsonst gibt. Essen Sie ganz normal, dann fallen Sie auch abends nicht durch übertriebenen Hunger unangenehm auf.

Nehmen Sie sich Zeit zum Essen. Essen Sie langsam und kauen Sie gründlich. Dies gilt auch für die kleinen Snacks zwischendurch, das schnelle Kantinenmenü oder das Geschäftsessen.

▶ ... beim Training der Ausdauer

Wenn Sie keinen Pulsmesser zur Hand haben und nicht manuell messen können oder wollen (etwa weil Sie dabei stehenbleiben müßten), halten Sie sich an die alte Regel: Man soll nie so außer Atem sein, daß man sich nicht mehr normal unterhalten kann. (Normale Unterhaltungen bestehen aus dem Austausch von ganzen Sätzen, nicht nur gehechelten „Ja's" oder „Nein's").

Trainieren Sie trotzdem von Zeit zu Zeit mit einem Pulsmesser. Benutzen Sie dazu einen Heimtrainer (Fahrradergometer), ein Laufband oder ein anderes Gerät mit einem Pulsmesser oder leihen Sie sich einen, wenn Sie selber keinen besitzen. Kontrollieren Sie, ob Sie im richtigen Trainingsbereich trainieren. Falls ja, merken Sie sich das Körpergefühl (Atemfrequenz, Schritt/Pedalrhythmus, Anstrengung) und versuchen Sie dieses Gefühl auf die Trainingseinheiten zu übertragen, in denen Ihnen kein Pulsmesser zur Verfügung steht.

Wenn Sie während oder kurz nach dem Ausdauertraining ganz normal „Wasser lassen" können, war Ihr Wasserkonsum vor und während des Trainings optimal. Nehmen Sie schon am Tag vor dem Ausdauertraining ausreichend Wasser zu sich. Sie brauchen dann vor und während des Trainings nicht soviel zu trinken.

Ein überhöhter Wasser- oder Getränkekonsum während sportlicher Betätigung ist kontraproduktiv. Dies gilt vor allem für stark kohlehydrathaltige Getränke und hohe Belastungen. Der Körper verweigert dann schlichtweg die

Aufnahme der Flüssigkeit und der in ihr gelösten Stoffe und reagiert mit vermehrtem Harndrang, Völlegefühl, Seitenstechen und Durchfall. Trinken Sie daher regelmäßig, aber immer nur ein paar Schlucke.

Auf langen Radtouren, vor allem in der warmen Jahreszeit oder im Gebirge, sollten Sie Ihren Wasserkonsum besonders sorgfältig planen. Wenn nicht völlig sicher ist, das ausreichend Gelegenheit zur Rast und zum Nachfüllen der Wasserflaschen besteht, müssen Sie unbedingt zusätzliche Rationen mitnehmen.

Trainingspartner oder -gruppen können sehr motivierend sein. Lassen Sie sich aber nie ein Tempo oder eine Strecke aufzwingen.
Es gibt Möglichkeiten, mit Partnern von ganz unterschiedlicher Leistungsstärke Ausdauersport zu treiben, ohne das jemand seinen Rhythmus aufgeben müßte.

Sie müssen nicht die ganze Zeit nebeneinander herlaufen. Verabreden Sie eine Gesamtzeit, die Sie beide laufen wollen. Starten Sie gemeinsam. Der Schnellere läuft einfach vor. Nach genau der Hälfte der Zeit wenden beide. Der Langsamere liegt nun vorne und wird bis zum Start/Ziel wieder vom Schnelleren eingeholt.

Andere Möglichkeit sind Dreiecks-, Vierecks- oder Kreisläufe mit unterschiedlichen Sreckenlängen. Ein Beispiel sind die Innen- und Außenbahnen bei einer 400-Meter-Bahn. Der Schneller läuft außen, der Langsamere innen. Lassen Sie Ihre Phantasie spielen.

▶ … beim Training der Kraft

Machen Sie immer so viele Wiederholungen wie möglich. Wenn Sie mehr als die Maximalwiederholungen in Ihrem Programm schaffen:

– erhöhen Sie das Gewicht in Ihrem nächsten Training auf die nächstgrößere Kurzhantel/Stufe/Gewichtsplatte oder :
– legen Sie etwa 5 Prozent mehr auf die Langhantel auf.

Wählen Sie ein langsames, konzentriertes Bewegungstempo und betonen Sie die Negativphase (Abwärtsbewegung) des Gewichtes immer stärker als die Positivphase (Aufwärtsbewegung).

Vermeiden Sie jeden Schwung und atmen Sie ruhig und gleichmäßig.

Halten Sie nie die Luft an. Mit dieser "Pressatmung" könnten Sie Ihren Blutdruck in gefährliche Höhen treiben. Ihre Muskeln brauchen während des Trainings besonders viel Sauerstoff.

Normalerweise atmen Sie bei **Be**lastung **aus** (Positivphase/Aufwärtsbewegung). Ausnahme: Wenn Sie durch die Bewegung bedingt in der Positivphase den Brustkorb weiten, atmen Sie natürlich dann ein (z.B. Butterfly revers o.ä.)

Halten Sie sich bitte immer weitestgehend an die Programme. Widerstehen Sie der Versuchung, anstelle eines Satzes drei oder fünf oder wer-weiß-wieviele Sätze zu trainieren.

Legen Sie lieber Ihre gesamte Kraft und Konzentration in den einen Satz pro Übung, den Ihr Programm vorsieht.

Merke: Muskeln wachsen in der Regenerationsphase, nicht während des Trainings.

Achen Sie auf eine ausgewogene Verteilung der Übungen.

Trainieren Sie die einzelne Körpereile in einem vernünftigen Verhältnis zueinander.

▶ … beim Training der Kraftausdauer

Halten Sie die Pausen zwischen den Sätzen und Übungen so kurz wie möglich. Obwohl Sie Übungen aus dem Krafttrainingsprogramm trainieren, bemühen Sie sich, dem Training einen Ausdauertrainingscharakter zu geben. Die Intensität ist deutlich niedriger als beim Krafttraining, aber zugleich deutlich höher als beim Fettabbau-Ausdauertraining.

Die Pausen zwischen den Übungen sollten gerade einen Wechsel zwischen den Geräten oder Übungen zulassen.

Sie können in vielen Anlagen ein Kraftausdauertraining unter der Leitung eines ausgebildeten Trainers als Circuittraining ausführen. Nutzen Sie die motivierende Wirkung innerhalb der Gruppe.

Wenn Sie ein Kraftausdauertraining mit einem Trainingspartner durchführen möchten, sollten Sie vorher die Reihenfolge der Übungen festlegen. Damit die Pausen kurz bleiben, beginnt Ihr Partner erst mit der ersten Übung, wenn Sie bereits zur zweiten gewechselt sind. Sollten alle Geräte, die Sie benötigen, doppelt vorhanden sein, können Sie natürlich auch gleichzeitig die gleichen Übungen trainieren. Dasselbe gilt für ein Training an der frischen Luft, etwa auf einem Sportplatz oder einem Trimmpfad.

Führen Sie die einzelnen Wiederholungen zügig, aber ohne Schwung aus. Bremsen Sie die Bewegung immer rechtzeitig aktiv ab, bevor Sie eines der beiden Enden des Bewegungspielraumes erreichen.

Mit Kraft und Gefühl

Trainingspsychologie des Körpers und des Körperbewußseins
Von Sagitta Paul – Hardcore-Athletin und Sportpsychologin –

Training im Schmerzbereich und das volle Power – ist jetzt möglich! **Auch Sie** können die mentalen Krafzstrategien der Profis ganz **einfach erlernen. Mehr Eisen stemmen**, das ist jetzt auch für Sie drin!

Softcover, 128 Seiten, ISBN 3-930554-06-2, DM 29,80

Doping

Der Traum von Masse und Kraft?
Von Sigrid Schneider

Man muß **kein** Mediziner sein! **Dieses Buch versteht jeder!**

Hardcover, 221 Seiten, ISBN 3-930554-21-6, DM 29,80

Formel P

Penisvergrößerung und Potenzaufbau
*Von Wilhelm Kannengiesser – bekannt aus den TV-Sendungen „Liebe – Sünde?",
„Schreinemaker's Live" und „Ilona Christen" –*

Penisvergrößerung und **Potenzaufbau** – ohne Operation, Cremes etc. – ist jetzt **endlich möglich**. Wir stellen Ihnen ein einfaches und sicheres Trainingsverfahren vor. **Medizinisch bewiesen** und **anerkannt!** Schnelle und garantierte Erfolge durch einfaches Training, wir verraten, wie es geht!

Softcover, 20 Abb., 80 Seiten, ISBN 3-930554-02-X, DM 24,80

Die Casino-Bombe

Reich durch Roulette
Von Patrick J. Gann

Mühelos und **ohne Risiko** können jetzt auch Sie **Geld** im Casino **abgreifen**. Lernen Sie von einem erfahrenen Rouletteforscher ein **einfaches**, aber **äußerst wirksames** System kennen. Dieses System setzt nicht auf unsichere, große Gewinne, sondern auf die kleinen und mittleren **Gewinne, konstant!**

Softcover, 18 Abb., 100 Seiten, ISBN 3-930554-16-X, DM 49,80

Check-up!

Das Trainingsbuch zur professionellen Erfolgskontrolle
Von Jens Rieger

Planen und **erfassen** Sie alle wichtigen Daten wie z.B. **Trainingsdauer, Sätze und Wiederholungen, Regeneration und optimale Ernährung (mit Kalorien-, Eiweiß-, Fettstatistik).** Durch **komfortable Spiralbindung** und **hochwertige Verarbeitung** Ihr ständiger und treuer Trainingsbegleiter. Jetzt heißt es auch für Sie: **Durch Kontrolle zu meßbarem Erfolg!**

Spiralbindung, 144 Seiten, ISBN 3-930554-24-0, DM 16,80

Fit & Vital

Die Doppelstrategie für den Hochleistungskörper
Von Monika Riess-Lau

Ernährung, Ausdauer, Kondition – nur so funktioniert ein **athletischer Hochleistungskörper!** Durch den **gezielten Einsatz** der **Doppelstrategie**, Bewegung und Ernährung, **steigern Sie Ihr Energiepotential auf 150 Prozent.** Nie wieder müde, schlapp und träge. **Ausdauer, Kondition** und **unglaubliche Kraftreserven** sind der **unschätzbare Lohn** für die **konsequente Anwendung** der **Doppelstrategie. Schaffen Sie den Weg mit diesem ultimativen Nachschlagewerk für absolute Fitness!**

Hardcover, 10 Abb., 23 Tab., 240 Seiten, ISBN 3-930554-23-2, DM 49,80

Geheimnis Partnerschaft

Menschen durchschauen – Zuneigung gewinnen
Von Jean-Paul Zamora – bekannt aus den TV-Sendungen „Explosiv" und „Hans Meiser" –

Der frz. Ex-Geheimdienstmitarbeiter und Astrologe Jean Paul Zamora lüftet das **sensationelle Geheimnis Partnerschaft.** Lernen Sie, wie Sie **jeden Menschen** für sich **gewinnen** können – erlangen Sie **Anerkennung** und **romantische Liebe!**

Softcover, 14 Tab., 156 Seiten, ISBN 3-930554-13-5, DM 34,80

Body on Top

Der geniale Weg zum Traumkörper
Von Thomas Griewald

Egal ob Mann oder Frau – egal ob **Anfänger** oder **Fortgeschrittener**: Dieser Trainingsratgeber zeigt Ihnen, wie Sie **innerhalb kürzester Zeit** Ihren **Körper straffen, Fettgewebe reduzieren** und **imposante Muskeln aufbauen**.

Softcover, 80 Abb., 180 Seiten, ISBN 3-930554-12-7, DM 29,80

Bodyforming für Frauen

Mit der neuen ITS-Methode erfolgreich zum vitalen Traumkörper
Von Hans J. Schulz – Personal Trainer –

Die einzigartige ITS-Methode (Individuelles Trainings-System) zeigt Ihnen das richtige Training zur **Verwirklichung Ihres optimalen Körpers**. Endlich ein Buch, das sich gezielt an Frauen richtet!

Softcover/Großformat, 84 Abb., 180 Seiten, ISBN 3-930554-04-6, DM 49,80

Bitte fordern Sie unser kostenloses Verlagsprogramm an!

 imv · information und medien verlag GmbH & Co.
Scharrstraße 26 · D-70563 Stuttgart